坐月子新生儿照顾

一看就懂

赵艳玲◎主编

吉林科学技术出版社

图书在版编目（CIP）数据

坐月子新生儿照顾一看就懂 / 赵艳玲主编. -- 长春：
吉林科学技术出版社, 2019.10
ISBN 978-7-5578-1540-0

Ⅰ. ①坐… Ⅱ. ①赵… Ⅲ. ①产褥期－妇幼保健－基
本知识②新生儿－护理－基本知识 Ⅳ. ①R714.6 ②R174

中国版本图书馆CIP数据核字(2017)第321055号

坐月子新生儿照顾一看就懂

ZUO YUEZI XINSHENG'ER ZHAOGU YI KAN JIU DONG

主　　编　赵艳玲
出 版 人　李　梁
责任编辑　孟　波　端金香　穆思蒙
实习编辑　张碧芮
封面设计　长春创意广告图文制作有限责任公司
制　　版　长春创意广告图文制作有限责任公司
幅面尺寸　167 mm×235 mm
字　　数　300千字
印　　张　13
版　　次　2019年10月第1版
印　　次　2019年10月第1次印刷

出　　版　吉林科学技术出版社
发　　行　吉林科学技术出版社
地　　址　长春市福祉大路5788号出版集团A座
邮　　编　130118
发行部电话/传真　0431-81629529　81629530　81629531
　　　　　　　　　81629532　81629533　81629534
储运部电话　0431-86059116
编辑部电话　0431-81629517
印　　刷　长春百花彩印有限公司

书　　号　ISBN 978-7-5578-1540-0
定　　价　45.00元
如有印装质量问题　可寄出版社调换
版权所有　翻印必究　举报电话：0431-81629508

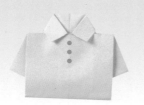

众人瞩目的宝宝降临后，全家的注意力都转移到了宝宝身上，辛苦怀胎十月并忍受剧痛分娩的妈妈仿佛被遗忘了。此时妈妈也许会感到失落，怀孕的时候总是被家人百般呵护，但是宝宝出生以后，这些"特殊待遇"没有了，剩下的只有"喝汤吧，多喝汤就可以下奶了""早点睡觉吧，休息好了奶才会好""水果热热才能吃，不然宝宝喝母乳会拉肚子"之类的话语，妈妈做的一切仿佛都只是为了宝宝。其实，生完宝宝的妈妈因为身体疼痛和激素的作用，内心变得非常脆弱，经常会胡思乱想。所以坐月子不仅仅是要让妈妈身体恢复，也需要让妈妈慢慢适应角色的转变。

不要认为坐月子没有必要，坐月子是改变不良体质的好时机。妈妈一定要抓住这次机会，好好坐月子，俗话说的"生完宝宝驱病"也就是这个道理。

产后妈妈容易焦虑，比如，担心不会抱宝宝、宝宝是否能吃饱等一系列育儿问题，妈妈可以在怀孕期间多阅读一些育儿的书籍，这样对怎样照顾宝宝有了概念，生完宝宝以后再结合实际情况，就不会手忙脚乱，令全家身心疲惫了。

《坐月子新生儿照顾一看就懂》是一本全面的产后护理与照顾新生宝宝的秘籍，囊括了分娩前需要做的准备、分娩当天的护理、坐月子的饮食安排、坐月子期间的身体护理与保健、产后塑身计划、新生儿的护理与保健，使妈妈及家人做到心中有数。当护理妈妈和宝宝遇到问题的时候，我们可以理智应对，用科学的观点结合实践，开心地度过难忘而繁忙的月子期。

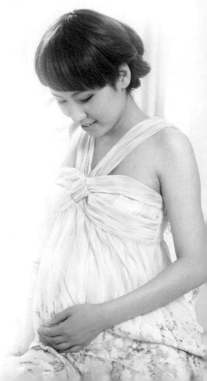

第一章
分娩前做好知识储备

第二章
助你顺利分娩

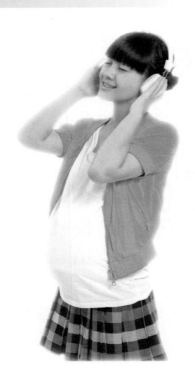

第三章
坐月子的饮食安排

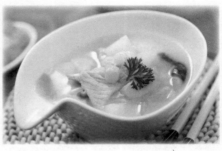

第四章
月子期身体的护理与保健

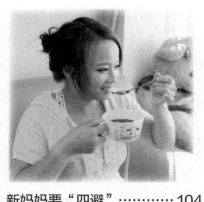

第三节 新妈妈的身体护理

第四节 新妈妈的身体保健

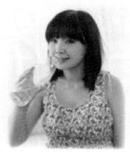

第五章
新妈妈产后塑身计划

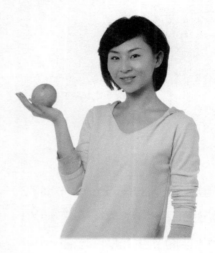

第六章
新生儿护理与保健

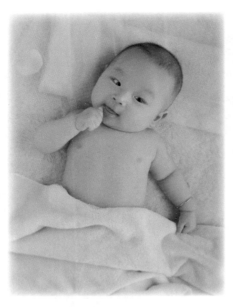

第四节 新生儿日常护理

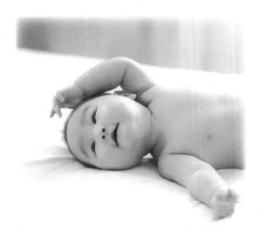

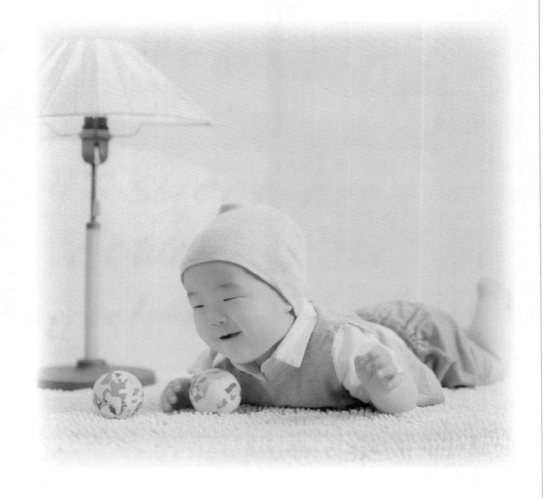

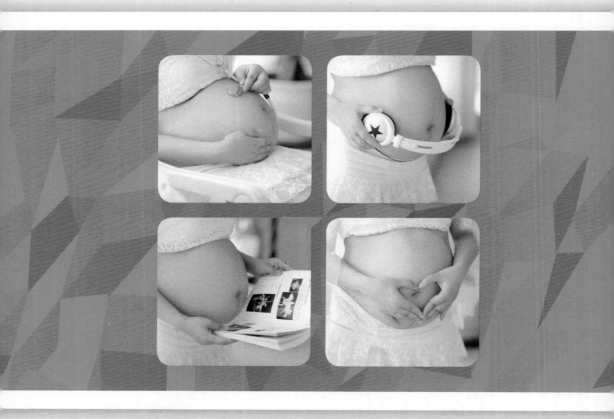

　　十月怀胎，一朝分娩。面对越来越近的预产期，孕妈妈应在分娩前做好充分的知识储备和精神准备，以消除对分娩的顾虑。要充分理解医护人员对分娩过程所做的解释，并配合好医护人员，以愉快的心情、充沛的精力来迎接宝宝的降生。

第一章

分娩前
做好知识储备

第一节　入院前需要做的基础准备

宝宝就要出生了，这对孕妈妈来说是重要时刻，对家里其他人来说，也是一件重要的事情。孕妈妈和家人应尽量把入院需要的物品准备好，包括孕妈妈和宝宝的生活用品等，以随时迎接宝宝的到来。

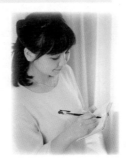

待产包提前准备好

•妈妈和宝宝的生活用品•

妈妈用品	
牙刷、牙膏	需要准备孕妈妈专用的牙刷、牙膏
毛　巾	用来擦手擦脸
吸奶器	用处很大，有电动和手动的两种。电动的好处是省力、快捷，但是没有手动的排得干净
卫生纸、卫生巾	卫生纸要准备较柔软的，卫生巾要准备孕妈妈专用卫生巾
产褥垫	最好准备两种产褥垫，一种大尺寸的，一种小尺寸的
腹　带	可以帮孕妈妈产后恢复体形，但在使用的过程中也会产生很多问题，最好请护士帮忙扎绑
睡　衣	如果是夏天，孕妈妈最好准备两套睡衣，因为分娩后孕妈妈的身体比较虚弱，会排大量的汗
帽　子	孕妈妈分娩后，需要及时下床走动，最好戴上帽子，以免受风
月子鞋	无论冬天还是夏天，最好准备孕妈妈专用月子鞋，并且需要包住脚后跟，以免受风

宝宝用品		
纸尿裤	孕妈妈进入产房的时候，要带一片纸尿裤。因为宝宝出生后，可能很快就会排胎便	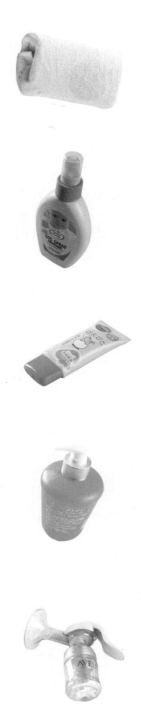
和尚服	孕妈妈进入产房的时候，要带一件和尚服。宝宝出生后，护士就要给宝宝穿上了	
包 被	孕妈妈进入产房的时候，要带一个包被。宝宝出生后，护士就可以把宝宝包上，以保暖	
褥 子	给宝宝准备适合婴儿床大小的褥子，垫在医院准备的婴儿床上	
宝宝专用湿巾	宝宝排便后，可以先用宝宝专用湿巾给宝宝擦屁股，然后再用清水洗	
纱 布	多准备一些，分别用于给宝宝洗脸、洗屁股，擦嘴角奶渍	
毛 巾	给宝宝准备一条专用毛巾，用于给宝宝擦脸	
沐浴露、洗发水二合一	带一瓶宝宝专用二合一的沐浴露和洗发水即可	
润肤油	带一瓶宝宝专用润肤油，护士给宝宝洗完澡的时候，就可以给宝宝擦了	
宝宝专用盆	要准备两个宝宝专用的盆，分别用于洗脸、洗屁股	
勺 子	宝宝出生后尽量用勺子喂水和配方奶，暂时先不用奶嘴，以免宝宝习惯用奶嘴，不会吮吸妈妈的乳头了	

注：很多妈妈和宝宝的用品，都可以等到生二胎的时候接着用，所以一定要保留好，既省钱又环保。

⚲ 待产时需要做的事情

●陪妻子了解医院环境●

在临产前，丈夫应该和妻子一起去了解一下病房、产房的环境，熟悉自己的医生。熟悉环境能让人感觉舒服、放松。在分娩前后，大多数孕妈妈都希望自己处在一个舒适的环境中：光线柔和，室温适宜，环境清静，有亲人陪伴，有舒缓的音乐……在家中待产时，丈夫可以根据妻子的喜好，把家中环境布置到最佳。去医院时，丈夫也可以带上一些让她能产生心理安慰的东西，比如她喜欢的娃娃、衣服、小摆设等，即使在医院里，她也能感受到家的温馨。

●放松妻子的身体●

孕妈妈在宫缩时，腹部肌肉紧张是很正常的。此时，妻子身体其他地方要尽量放松，这就需要丈夫来帮忙按摩妻子的身体了。

时断时续的宫缩要持续8~10个小时。当她坐着或躺下时，其身体需要一些支撑物，比如枕头、靠背。丈夫要确保妻子的肘、腿、腰、脖子都有地方支撑，并检查她身体各部分是否完全放松。妻子可能无法顾及这些，甚至懒得说话，所以丈夫要耐心、主动地帮忙。等到了医院，丈夫也要随时关心妻子是否躺得舒服。

如果妻子因疼痛而感觉很紧张，丈夫可在一旁带她深呼吸，提示她一些保持轻松的要点。丈夫也可以为妻子按摩，以缓解她临产时的紧张与不适反应。

●丈夫要让自己不那么紧张●

丈夫要了解足够多的有关生育方面的知识，平时多与妻子所在医院的医生交流、沟通，做到胸有成竹，心中不慌。

第一次迎接新生命，任何人都会感到紧张，丈夫虽然只能旁观，但他的紧张、忧虑并不比妻子少。然而，在妻子面临分娩时，作为她的精神支柱，如果自己先紧张起来，就一定会影响妻子的情绪，使她更加不安、惶恐。因此，丈夫一定要学会放松自己，只有这样，才可能去安慰临产阵痛的妻子，并给予她最大的支持。

●给予妻子积极的心理暗示●

作为妻子精神上的支持者，丈夫一定要经常给予妻子积极的心理暗示，让她积极地面对这个自然的生理过程，而不要总是给她带来坏的消息，让她未战先怯。

把正确、实用的生育知识告诉你的妻子。平时可以向那些有顺利分娩经验的人请教，并把这些好的消息带给妻子，还可以和她一起想象宝宝有多可爱，有了宝宝以后，家庭是多么幸福。

第二节 入院前需要做的心理准备

随着预产期的临近，孕妈妈的内心越发忐忑不安。想象分娩时的疼痛、担心分娩的种种不顺利、忧虑宝宝是否健康等，这些紧张的心理都是没有必要的。孕妈妈应学会调整自己的情绪，运用各种方法缓解紧张。

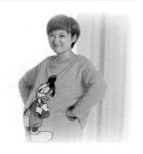

💡 提前做好分娩的心理准备

●调整心态迎接宝宝●

生育过程几乎是每位成年女性所必须经历的，这不仅是一种自然生理过程，更是每位新妈妈终生难忘的幸福时刻。胎儿已在母体里9个多月了，由一个微小的细胞发育成3 000多克重的成熟胎儿，他不可能永远生活在孕妈妈的子宫内，他要勇敢地穿过产道，投身到外面精彩的世界里。所谓"瓜熟蒂落"就是这个道理。

在分娩过程中，子宫一阵阵收缩，产道才能一点点地张开，胎儿才能由此生下来。在这个过程中，母体子宫收缩是帮助胎儿前进的动力，虽然给孕妈妈带来疼痛和不适，但这是十分自然的现象，不用害怕和紧张。

孕妈妈的承受能力强，勇敢的心理也会传递给宫中胎儿，这就是胎儿性格形成最早期的教育。

●了解分娩是一个较长的过程●

首先，要明白分娩是一种自然的生理现象，是每一个健康的育龄女性完全能够承受得住的过程。分娩时子宫会一阵阵地收缩，孕妈妈就会感到腹部和腰部一阵阵地胀痛不适。其实这种疼痛并不那么严重，只是由于精神紧张和对分娩的恐惧，使得疼痛感加剧了。如果从分娩开始就泰然处之，主动地去稳定自己的情绪，疼痛是不会那么严重的。

其次，孕妈妈应该相信现在的医疗技术，分娩的安全性比过去大大提高了。在医院里分娩，孕妈妈出现生命危险的概率很低。万一发生自然产困难的情况，在有危险的时刻，医生会马上采取措施，且目前剖宫产手术的成功率已接近100%。所以，孕妈妈的顾虑是不必要的，一定要满怀信心地等待分娩。

最后，让孕妈妈消除紧张心理，家属临产前的帮助和准备工作是很有必要的。如果产前准备工作不充分，孕妈妈慌慌张张地进入医院，很容易引起精神紧张和恐惧。

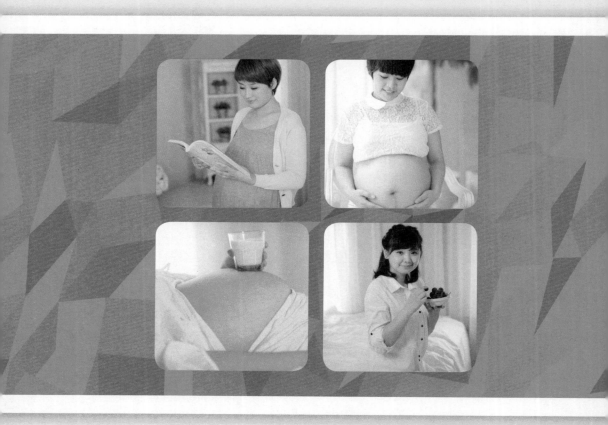

　　分娩是女人幸福的时刻，对女人来说尤为重要。想要顺利分娩，就需要孕妈妈在产前对自身的身体状况和各种分娩知识有全面的了解，也应提前做好入院的准备及了解出院后的各项事宜。

第二章

助你

顺利分娩

第一节 分娩前须知

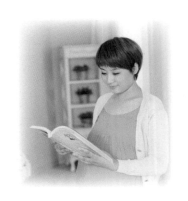

孕妈妈怀胎十月就是为了等待分娩的这一刻，期待着宝宝的到来。为了宝宝能顺利出生，在分娩前孕妈妈要做好充分准备，了解分娩的信号、过程、方式和分娩前要做的事，不要到临产时，全家慌乱、不知所措。

需要待产的情况

•子宫底下降•

孕妈妈到了预产期前两周左右，子宫底会下降入盆，这时会觉得上腹部变得轻松起来，呼吸会变得比前一阵子舒畅，胃部受压的不适感觉减轻了许多，饭量也会随之增加一些。

•下腹部有受压迫的感觉•

由于胎儿下降，分娩时即将先露出的部分已经降到骨盆入口处，因此出现下腹部坠胀，并且出现压迫膀胱的现象。这时孕妈妈会感到腰酸腿痛，走路不方便，出现尿频。

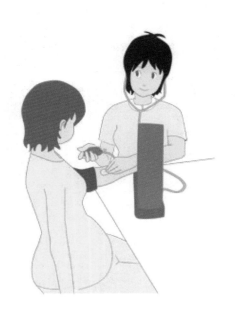

•见红•

尽量控制好见红时的紧张情绪。见红和月经出血是不同的，临产的孕妈妈看到血，心跳马上就会加速，情绪也会很紧张。请尽量保持沉着，如果见红并伴有阵痛，就要尽快联系家人并去往医院。

分娩前的信号

•破水•

羊水由阴道无法控制地涌出或慢慢流出，感觉像小便。可通过石蕊试纸测试或阴道检查确定。一旦破水，孕妈妈可以使用干净卫生巾，并立即去医院。

•阵痛•

阵痛是一种规律性的由子宫收缩引起的疼痛，休息或走路都无法减轻，疼痛主要集中在背部及下腹部。

•便意•

子宫收缩会造成胎头压迫孕妈妈的直肠而出现强烈的便意，此时应到医院检查，切勿用力排便。

💡 分娩前要做的事

•产前要排空大小便•

临产时医生都会提醒孕妈妈排空膀胱。因为子宫的位置在膀胱之后，直肠之前，膀胱过度充盈会影响子宫收缩。怀孕后子宫随着胎儿的生长发育而长大，足月孕妈妈子宫重量达1 000～1 200克，容积可达5 000毫升。

分娩时，子宫肌群强力而有节律地收缩，促进胎儿娩出，此时孕妈妈如果不排空大小便，会使子宫周围挤压过紧，必然影响子宫收缩，使胎儿先露部受阻而难以下降，以致宫口迟迟不开。这会使胎头在盆底较长时间地压迫膀胱和肛门括约肌，以致括约肌麻痹而导致产后尿潴留和产后排便困难等问题。另外，还可致孕妈妈在分娩过程中不自主地将粪便排出，污染外阴。

孕妈妈临产时医生多会建议其每2～4小时排尿一次，以免膀胱充盈影响宫缩及胎头下降。因胎头压迫引起排尿、排便困难者，排除头盆不称的因素，必要时可导尿或用温肥皂水灌肠，既能清除粪便，避免分娩时排便污染，又能通过反射作用刺激宫缩，加速产程进展。

•准备食物•

这是每位孕妈妈及其亲人所关心的事情。由于阵阵发作的宫缩痛，常影响孕妈妈的胃口。孕妈妈应学会利用宫缩间歇期进食的"灵活战术"，饮食以富含糖分、蛋白质、维生素，容易消化的食物为好。根据孕妈妈自己的爱好，可选择蛋糕、面汤、稀饭、肉粥、藕粉、点心、牛奶、果汁、橘子、苹果、香蕉、巧克力等多样饮食。每日进食4～5次，少吃多餐。机体需要的水分可由果汁、水果、糖水及白开水补充。注意既不可过于饥渴，也不能暴饮暴食。

有些不懂营养学的女性认为"生宝宝时吃鸡蛋长劲儿"，于是一顿吃上十几个，有的甚至吃得更多。这种老思想是不科学的。殊不知人体吸收营养并非是无限制的，当过多摄入时，"超额"部分会经肠道及尿道排出。多吃浪费是小事，由于胃肠道的负担加重，还会引起"停食"、消化不良、腹胀、呕吐，甚至更为严重的后果。孕妈妈每天吃1～2个鸡蛋足矣，可再配些其他营养补品。

第二节 分娩时须知

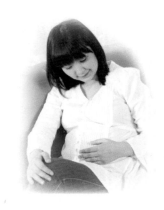

随着预产期的临近，孕妈妈下腹部经常出现收缩或疼痛，甚至会产生阵痛的错觉。疼痛无规律时，这种疼痛并非阵痛，而是身体为适应分娩时的阵痛而出现的正常现象。越临近分娩，疼痛会越来越频繁。当这些疼痛有规律的重复时，有可能是开始分娩，所以应该做好去医院的准备。

💡 分娩时努力与医生配合

为了使胎儿顺利降生，并减少产道的损伤（主要是指会阴、阴道和子宫的撕裂伤），医生要在分娩过程中采取一系列的措施。这些措施必须得到孕妈妈的密切配合，才能产生好的效果，否则只会延长产程，增加孕妈妈的痛苦和胎儿的危险。因此，每一个孕妈妈都要认识到与医生配合的重要性。

在分娩开始后，子宫的阵阵收缩会使孕妈妈感到腹部发紧、疼痛和腰部不适，这是分娩中必须经历的过程，孕妈妈应冷静对待，切不可大喊大叫、扭腰转身，徒耗体力。当宫缩较强，并且胎头下降到骨盆底会阴部时，医生会要求用力，这时孕妈妈一定要听医生的话，按要求屏气并向下用力，与子宫收缩力二力合一，促使胎头娩出。

当宫缩暂停时，要尽量放松休息，等下次宫缩开始时再用力，千万不要宫缩开始时大喊大叫，宫缩停止后则拼命用力，这样对分娩是没有帮助的。在胎儿就要娩出时，为了避免胎儿娩出太快，使产道准备不足而发生撕裂，医生会嘱咐孕妈妈不要再用力，即宫缩来临时不要再向下用力，而改为缓慢张口呼气，孕妈妈要按医嘱去做。

在产床上，孕妈妈一定要牢记古人对分娩的提示：睡、忍痛、慢临盆。就是说，在宫缩间隔时要好好休息，暗示自己忍耐疼痛，也不要过于着急，一步一步来，千万不要抱着"早结束分娩早没事"的态度，而不听劝告白白浪费体力；当要求用力时，反而由于此前体力消耗太大，身体没有了足够的力量将胎儿娩出，结果造成胎儿在产道中时间过长，发生窒息等不良情况，严重的甚至会引起"脑瘫"；也不要用力过度，因生得太快而导致产道损伤。

保护会阴，避免撕裂

• 分娩时会阴撕裂的原因 •

胎头娩出是分娩过程中最重要的一步。当胎头即将通过阴道娩出时，阴道口及周围组织由于胎头持续下降而受到压迫，可见局部膨起变薄甚至发亮。此时，如不注意保护会阴，不但会阴可能撕裂，甚至还会一直撕裂到肛门。

• 胎头娩出时如何保护会阴 •

当胎头即将娩出时，在产程中医护人员必须重视的一件大事，就是保护会阴。如果医护人员认为孕妈妈有发生会阴撕裂的可能，会为孕妈妈施行会阴侧切术。侧切后助产士可帮助孕妈妈配合子宫的收缩慢慢地娩出胎儿，再将切口缝合好。这样做既可防止孕妈妈会阴撕裂，又可防止胎头长时间受压导致损伤。孕妈妈应与医生和助产士密切配合，其中最重要的是要掌握好呼吸节奏，当子宫开始收缩时，孕妈妈要按以下步骤去做：

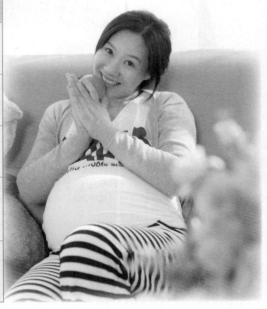

操作方法	
1	两腿屈起，分开
2	腰部尽量放松，不要用力
3	四肢放松，双手抓住床的两侧
4	嘴微微张开，张口呼吸，不需要用力时要做短而浅的呼吸，像长跑后的气喘吁吁，发出"哈、哈"的声音
5	听从助产士的指挥，在宫缩到来时深吸一口气憋住，双手抓住产床的两侧，抵住下颌，像排便一样使劲用力

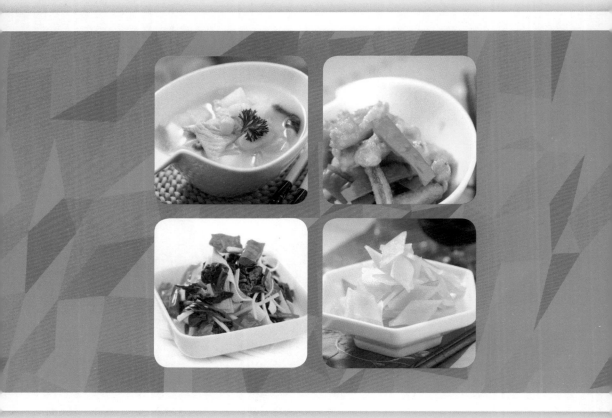

坐月子可以吃什么，是很多新妈妈非常关心的问题。例如红糖、小米加鸡蛋是最传统的月子食谱，但这并不意味着每天吃这几样食物就能满足新妈妈的营养需求。新妈妈在坐月子期间需要广泛摄取营养、合理搭配饮食，尤其要注意对铁元素和钙元素的摄入。

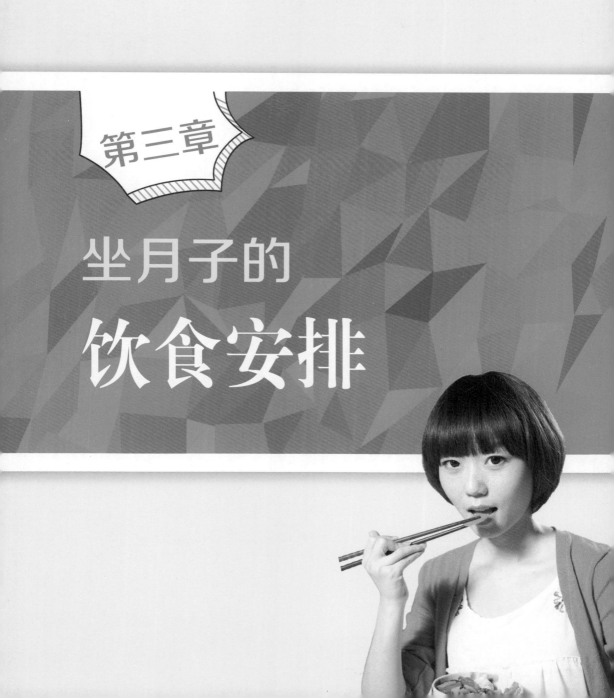

第三章

坐月子的

饮食安排

第一节 产后饮食原则

产后饮食必须因人而异，每个地区、每个家庭都可能会有不同的饮食安排，应根据个人的饮食习惯，结合孕妈妈的身体特点，合理安排孕妈妈的产后饮食。产后饮食原则主要以精、杂、稀、软为主。

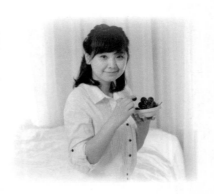

分娩当天和住院期间的饮食

•分娩当天怎么吃•

即使是平时身体素质很好的女性，在分娩时也消耗了大量精力和体力，所以应及时调整饮食，加强营养。加强营养的原则是选择富有营养、易消化的食物。稍事休息即可进第一餐，主要以易消化的流食或半流食为主，比如红糖水、牛奶、藕粉、鸡蛋羹、小米粥等。如果肠胃消化情况较好，从第二餐可开始普通饮食，如煮鸡蛋、细挂面汤、排骨汤，多吃些新鲜水果和蔬菜。

•剖宫产怎么吃•

剖宫产6小时后可以饮用一些排气类的汤，如萝卜汤等，以增强肠蠕动，促进排气，减少腹胀，同时也可以补充体内的水分。但是，一些容易发酵、产气多的食物，如黄豆、豆浆、淀粉类食物，应该少吃或不吃，以防腹胀更加严重。术后第一天可进食一些蛋花汤、藕粉等流质食物。术后第二天才可以正常地吃粥、鲫鱼汤等半流质食物。

•顺产怎么吃•

自然分娩的新妈妈第一餐同剖宫产并无太大区别，主要是进食适量易消化的流质及半流质食物，如红糖水、藕粉、鸡蛋羹、蛋花汤、卧鸡蛋等。第二餐可以用正常膳食。有些孕妈妈在分娩后的第一天感到疲劳无力或肠胃功能较差，可食用比较清淡、稀软、易消化的食物，如糕点、面片、挂面、馄饨、粥，或者卧鸡蛋及煮烂的肉菜，然后再转为正常膳食。做会阴侧切术的孕妈妈术后1周内最好喝些无渣饮食，即含膳食纤维较少的食物。比如牛奶等，以防形成硬便，造成排便困难，而不利于伤口愈合。

月子期的饮食要点

• 清淡易消化 •

产后1~2天，由于劳累，新妈妈的消化能力减弱，应该吃些容易消化、富有营养又不油腻的食物，如牛奶、豆浆、藕粉、面片、大米或小米等谷类煮成的粥、挂面或馄饨等。

随着消化功能的恢复，可进普通饮食，但在产后的3~4天里，不要喝太多的汤，以免乳房瘀胀过度。待泌乳后才可以多喝汤，如鸡汤、排骨汤、猪蹄汤、鲫鱼汤、桂圆红枣汤、肉骨汤、煮黄豆等，这些汤类既可促进乳汁分泌，又含有丰富的蛋白质、矿物质和维生素等营养物质。

• 摄取优质蛋白质 •

月子里要多吃一些优质的动物蛋白质，如鸡、鱼、猪牛羊的瘦肉、动物肝脏等，适量的牛奶、豆类也是新妈妈必不可少的补养佳品。但蛋白质不宜过量，一般每天摄取90克左右即可，否则会加重肝肾负担，还易造成肥胖。

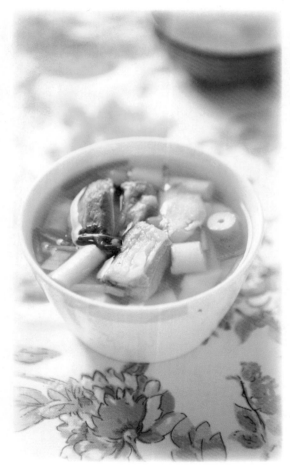

• 蔬菜、水果不能少 •

不少老人认为，蔬菜、水果水气大，新妈妈不能吃。其实蔬菜、水果如果摄入不足，易导致便秘，医学上称为产褥期便秘。蔬菜和水果富含人体"三宝"，即维生素、矿物质和膳食纤维，可促进胃肠功能的恢复，增进食欲，促进糖分、蛋白质的吸收利用，特别是可以预防便秘，帮助人体达到营养均衡的目的。从可进食正常餐开始，每日半个水果，逐渐增加至1~2个。蔬菜开始每餐50克左右，逐渐增加至每餐200克左右。

❀ 坐月子的饮食误区

● 久喝红糖水 ●

产后适量喝红糖水，对新妈妈和宝宝都有好处。新妈妈分娩时，精力和体力消耗非常大，加之又失血，产后还要给宝宝哺乳，因此需要糖类和大量的铁质。红糖不但能补血，又能提供热量，是新妈妈的补益佳品。

许多妈妈以为，红糖水喝得越多越好，所以饮用很长时间，甚至长达1个月。但是久喝红糖水对新妈妈子宫复原不利，在产后10天，恶露逐渐减少，子宫收缩也恢复正常，若喝红糖水时间过长，会使恶露增多，造成新妈妈继续失血，并因此引起贫血。新妈妈产后喝红糖水的时间，应以7～10天为宜。

● 多吃鸡蛋 ●

有的新妈妈为了加强营养，分娩后和坐月子期间，多以鸡蛋来滋补身体的亏损，甚至把鸡蛋当成主食来吃。事实上，鸡蛋并非吃得越多越好。医学研究表明，分娩后数小时内，最好不要吃鸡蛋。因为在分娩过程中，体力消耗大、出汗多、体液不足，消化能力也随之下降。若分娩后立即吃鸡蛋，往往难以消化，从而增加肠胃负担。

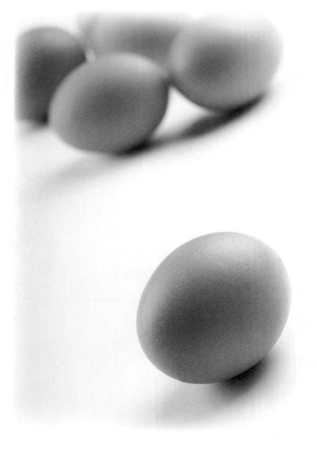

在整个产褥期间，每天需要蛋白质100克左右，因此，每天吃1～2个鸡蛋就足够了。研究还表明，新妈妈或普通人每天吃十几个鸡蛋与每天吃两三个鸡蛋，身体所吸收的营养是一样的，吃多了并没有好处，甚至容易引起胃病。

第二节 新妈妈的月子饮食

不论是自然分娩，还是剖宫产，刚刚生完宝宝的新妈妈产后饮食均不宜大补。因为大补容易导致血压上升、血管扩张、加剧出血，延长子宫的恢复期，造成恶露不绝，新妈妈还易患上急性乳腺炎。因此，合理安排饮食，科学摄取营养，对产后的恢复至关重要。

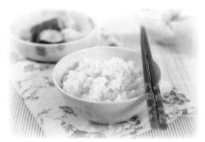

产后第一周：促进新陈代谢

•不要着急进补•

新妈妈在分娩后，适当滋补，既可以补充营养，有利于身体的恢复，又可以确保奶水充足。但是，如果滋补过量则是有害无益的。新妈妈为了补充营养和促进乳汁分泌，都特别重视产后的滋补，常是天天不离鸡肉、鸭肉，餐餐有鱼肉，这样没有必要，滋补过量容易导致肥胖。产后新妈妈过胖会使体内的糖类和脂肪代谢失调，引发各种疾病。此外，新妈妈营养太丰富，必然使奶水中的脂肪含量增多，如果宝宝胃肠能够吸收，会造成宝宝肥胖，并易患扁平足等疾病；若宝宝消化功能较差，不能充分吸收，则会出现腹泻，而长期慢性腹泻，又会造成宝宝营养不良。

•保持清淡饮食•

不论是自然分娩，还是剖宫产，孕妈妈在最初几日里都会感觉身体虚弱、没有食欲，如果这时强行吃下油腻的"补食"，只会让食欲更加减退。在产后的第一周里，可以吃些清淡的荤食，如瘦牛肉、鸡肉、鱼等，配上新鲜蔬菜一起炒，口味清爽，营养均衡。但补充过度对身体无益。

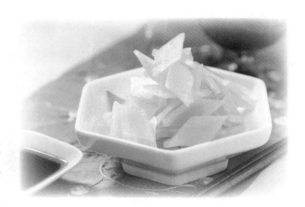

•排出恶露•

宝宝出生后胎盘也随之娩出，之后，阴道会排出一些棕红色的液体，其中含有血液、坏死的蜕膜组织、细菌和黏液等，这就是平常说的"恶露"。第一周是孕妈妈排恶露的黄金时期，产前的水肿及身体多余的水分也会在此时排出。因此，第一周暂时不要吃得太补，以免恶露排不干净。有很多食物都可以帮助妈妈在月子期间尽早排出恶露，例如红糖等。不过，当恶露颜色比较正常时要停止食用这些食物。

●排恶露的食物●

名　称	用　途
山　楂	不仅能够帮助孕妈妈增进食欲、促进消化，还可以散瘀血
红　糖	有补血益血的功效，可以促进恶露不尽的孕妈妈尽快化瘀，排尽恶露
藕	具有清热凉血、活血止血的作用，适合恶露不尽的孕妈妈食用，可以帮助改善症状
阿　胶	具有养身、补血、止血的功效，对子宫出血、产后阴血不足、血虚生热、热迫血溢引起的恶露不尽有治疗作用
生化汤	可活血散寒、祛瘀止血，适用于产后瘀阻、腹痛拒按、恶露不尽、滞涩不畅、色暗有块，或见面色青白、四肢不温等症状

注意：如果孕妈妈子宫收缩较好，恶露的颜色和量都比较正常的话，就要停止食用这些食材了，因为长时间食用这些食物会使恶露增多，导致慢性失血性贫血，而且会影响子宫的恢复及孕妈妈的身体健康

●不要立即催乳●

经过一段时间，妈妈的哺乳频率与宝宝的需求逐渐合拍，反而觉得奶不胀了。如果宝宝的尿量、体重增长都正常，两餐奶之间很安静，就说明母乳是充足的。

催奶不应该只考虑量，质也非常重要。传统观念认为，孕妈妈应该多喝蛋白质含量高的汤，而最近的研究发现，被大家认为最有营养的广东靓汤，汤里的营养仅仅是汤料的20%左右。所以科学的观点是汤汁要吃，料更不能舍弃。营养其实大多在汤料里，所以煲汤要连汤带料一起喝。

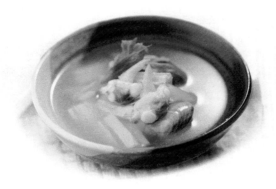

• 孕妈妈经验谈 •

产后新妈妈可以做的事	
1	即使没有食欲，也要进食。如果不方便坐着用餐，也可以躺着或斜靠着进食
2	用热水浸湿毛巾，以2小时为间隔清洁外阴，可以使用浴盆或让家属帮忙。清洁后垫上护垫
3	剖宫产的孕妈妈在产后第三天会排气，排气前可吃半流食，如粥、面条等。排气后可正常进餐
4	即使母乳分泌不多，也要每天授乳8次以上，每次吸吮乳房的时间不应少于30分钟，以利于下奶。这样能预防乳腺炎，促进子宫的收缩
5	每次要交换两侧乳房吸吮的先后次序，让宝宝先充分吸吮一侧乳房，再换到另一侧，直到其自动放弃吸吮。下次从另一侧开始吸吮

产后第二周：补血

• 多吃补血的食物 •

许多孕妈妈分娩后，出现气血亏损、体质虚弱、面色苍白的症状，有的甚至出现贫血。因此，孕妈妈产后的膳食调理就要有所侧重。除了吃一些鸡肉、猪肉、牛肉、鸡蛋外，还要在1～3个月内多吃补血的食物，如猪血、黑木耳、大枣、鱼等，这些食物可是孕妈妈饮食中的"四宝"。

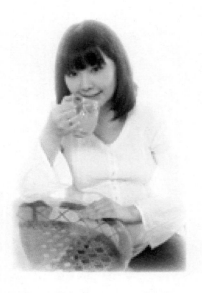

• 利水消肿 •

少吃盐和调味料。一般说来，怀孕全过程所增加的体重为10～13千克，其中，胎儿连同胎盘的重量约为5.5千克，剩下的重量中，水分就占60%以上。换言之，因怀孕的各种因素而产生的水分，必须在分娩后慢慢地排出。一方面，若是在坐月子期间，吃的食物太咸或含有酱油、醋、番茄酱等调味品，或是食用腌渍食品、罐头食品等，都会使身体内的水分滞留，不易排出，因此产后的一周内少吃盐和调味料，能达到利水消肿的目的；另一方面，孕妈妈在这段时间容易流很多汗，而电解质的补充也需要盐。此外，孕妈妈胃口已经很不好了，完全不用盐也不太可能，所以坐月子时盐还是可以用的，但一定要比平时更少一些。

产后半个月：进补催乳

•多吃催乳食物•

母乳不足，孕妈妈往往心急如焚。母乳满足不了宝宝需求时，专业人士会通过科学的手法，刺激母乳的分泌。目前催乳的方法主要有中医按摩催乳和服用催乳汤。在产后24小时内按摩效果最佳，采用中医按摩手法使本来闭合、扭曲的奶管打开，达到奶管通畅，预防产后有奶不出、乳腺炎等情况的发生，使日后哺乳能顺利进行。

食物名称	功　效
核桃仁	不仅能健脑益智、补血养气，还有润肤、催乳的作用
花　生	养血止血，具有滋补的作用，可帮助孕妈妈预防产后贫血
芝　麻	滋养肝肾、补养气血、润肠通便，具有催乳、补钙的作用
小　米	富含维生素B_1和维生素B_2，可促进肠蠕动，增进食欲，也是补血催乳之佳品，适用于产后体虚
银　耳	滋阴润肺、润肠通便，可帮助孕妈妈预防产后便秘，并增强机体免疫力
红　枣	富含铁、钙等，可帮助孕妈妈补血、祛寒、催乳
红　豆	健脾利湿、散血解毒，有利于孕妈妈消除水肿，帮助孕妈妈催乳
山　药	具有益气补脾、促进消化等作用，是产后滋补的佳品
莲　藕	含有大量的淀粉、维生素和矿物质，可健脾益胃、养阴润燥、清热生乳
猪　肝	是最理想的补血佳品之一，且具有明目、催乳的功效
鲫　鱼	富含优质蛋白质，可促进子宫收缩，还有催乳作用
猪　蹄	性平，味甘咸，有补血和通乳的作用
丝　瓜	如果出现乳腺炎症状，发奶时有包块，乳汁分泌不畅，中医会建议将丝瓜络放在高汤内炖煮服用，可以起到通调乳房气血、催乳和开胃化痰的作用
豆　腐	有益气和中、生津润燥、清热解毒之功效。豆腐也是一种催乳食物。以豆腐、红糖、酒酿加水煮服，可以生乳

●想催乳多喝水●

月子期间，孕妈妈会出很多汗，而且新陈代谢旺盛，所以，需要多补充水分，以防脱水。补充水分还有助于乳房分泌乳汁。每天喝8～12杯白开水就差不多了。当然，孕妈妈也可以多喝牛奶、豆浆或汤品，来代替部分白开水。新妈妈可能一门心思都扑在宝宝身上，在感觉口渴之前，可能都想不起来喝水。不妨在床头时刻都放一杯温开水，它的存在就是对新妈妈的一种提醒。

●下奶汤也可以加一点盐●

也许老一辈的人早就告诫孕妈妈，分娩后不宜多吃盐，特别是在产后的前几天，饭菜内一点儿盐都不能放。其实这样做只会适得其反，孕妈妈吃无盐饭菜会使食欲不佳，不利于康复，因此在饭菜里放适量盐对孕妈妈来说是有益处的。孕妈妈在分娩前几天，身体要出很多汗，乳腺分泌也很旺盛，体内容易缺水、缺盐，从而影响乳汁分泌。孕妈妈的食物中应该适量放一些盐，以避免月子里出汗过多造成身体脱水，影响身体恢复和乳汁分泌。

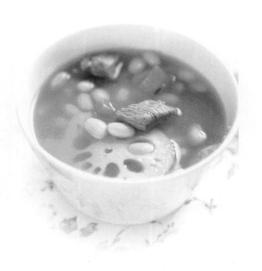

●孕妈妈经验谈●

序号	产后妈妈可以做的事
1	产后可以继续服用怀孕期间剩下的补铁剂，预防缺铁性贫血
2	如果无法很好地分泌乳汁，先确认是否是睡眠不足导致乳汁减少，或是宝宝吸吮姿势有问题，或吸吮的时间和次数不足，可咨询相关的医生
3	可以正式做产褥期体操了，促进产后体形的恢复，预防产后肥胖

第三节 有益产后恢复的美味月子餐

　　新妈妈可以尽量吃一些补血的食物，如红枣、山药、芝麻、猪蹄等，以调理气血，滋补肠胃，促进子宫收缩。新妈妈可以适量吃一些高营养餐，充分摄取含优质蛋白质、矿物质丰富的食物和有助于乳汁分泌的鱼肉、鸡肉、鸡蛋等动物性食物。

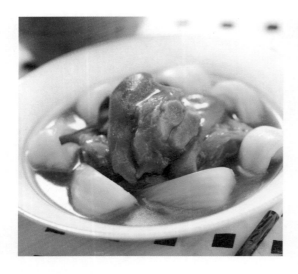

锅焖黑椒猪手

材料准备

猪蹄2个，油菜心50克，葱段、姜片各15克，盐少许，黑椒汁、水淀粉各2大匙，植物油适量。

做法

1. 油菜择洗干净，放入加有少许盐的沸水中焯透，捞出装盘。
2. 猪蹄刮洗干净，切成块，用葱、姜略腌，再放入热油中炒至上色。
3. 加入黑椒汁，加盖焖煮1小时，再淋入水淀粉，捞出装盘。

红枣芹菜汤

材料准备

红枣6颗，芹菜500克，清水2碗，冰糖半块。

做法

1. 芹菜去根、叶，洗净，茎切成6厘米长的段。
2. 芹菜段、红枣和清水放入煲内煮。
3. 放入冰糖调味，饮用时去渣，只饮汤汁。

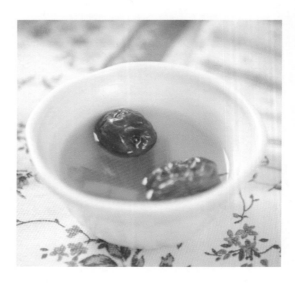

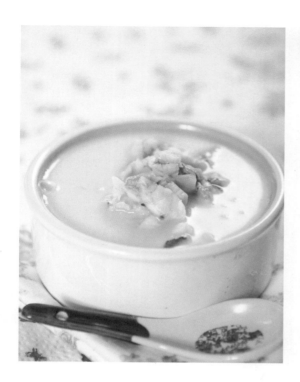

黄鱼羹

材料准备

黄鱼肉200克，嫩笋50克，鸡蛋1个，葱末、姜末、葱段各5克，植物油、香油、清汤、水淀粉各适量，盐少许。

做法

1. 黄鱼肉切成小片；嫩笋洗净，切丁；鸡蛋打散。
2. 锅中加油烧热，爆香葱段和姜末，放入黄鱼片、清汤、嫩笋和盐，烧沸后撇去浮沫。
3. 用水淀粉勾芡，然后淋入蛋液，最后加入葱末和香油即可。

山药炒香菇

材料准备

山药300克，鲜香菇、胡萝卜各80克，红枣10颗，葱段10克，盐1小匙，胡椒粉1/2小匙，植物油2大匙。

做法

1. 胡萝卜去皮，洗净，切成薄片；香菇去蒂，洗净，片成薄片；红枣洗净，泡软。
2. 山药去皮，洗净，切成薄片，再放入清水盆中，加入少许盐浸泡。
3. 锅中加油烧热，先下入葱段炒香，再放入山药片、香菇片、胡萝卜片炒匀。
4. 加入红枣和适量清水炒至山药片、红枣熟软，再放入盐、胡椒粉炒匀至入味，即可出锅装盘。

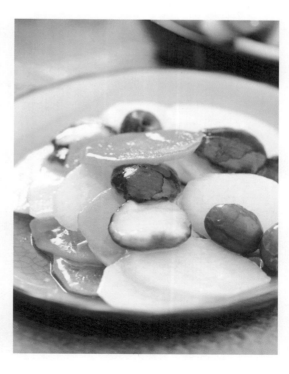

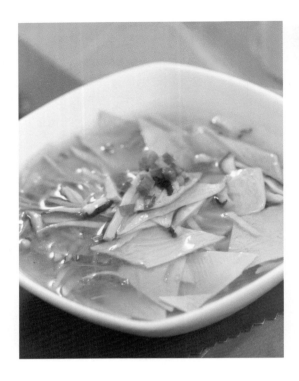

豆皮汤

材料准备

豆腐皮3张，香菇2朵，冬笋50克，葱花、姜末各10克，盐、香油各1/2小匙，植物油2大匙，鲜汤500毫升。

做法

1. 豆腐皮上笼蒸软，取出，切成菱形片；香菇用温水泡发，除去杂质，洗净，切成丝；冬笋去皮，洗净，切成小片。
2. 锅中加入植物油烧热，先下入葱花、姜末炒香，添入鲜汤，放入香菇丝、冬笋片、豆腐皮烧沸。
3. 撇去浮沫，再加入盐调味，淋入香油，出锅装碗即成。

平菇炒肉

材料准备

鲜平菇300克，猪瘦肉100克，葱花、姜片各25克，盐、白糖各1小匙，香油适量，葱油、鲜汤各3大匙。

做法

1. 猪瘦肉去除筋膜，用清水洗净，切成小片；鲜平菇洗净，撕成片。
2. 坐锅点火，加入葱油烧热，先下入葱花、姜片炒香，再放入肉片煸炒至变色。
3. 下入平菇，加入盐、白糖、鲜汤烧至入味，淋入香油，即可出锅装盘。

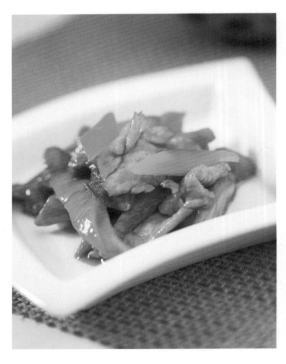

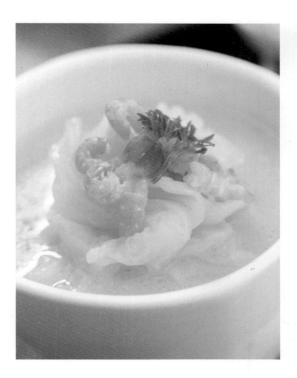

白菜叶汤

材料准备

白菜叶200克，虾干、葱末各10克，盐1/2小匙，牛奶3大匙，高汤1000毫升，植物油1小匙。

做法

1. 白菜叶洗净，沥去水分，切长条；虾干洗净，放入温水中浸泡30分钟，捞出沥干。
2. 坐锅点火，加入植物油烧热，先下入虾干煸炒片刻，再放入葱末炒出香味。
3. 白菜放入锅内翻炒片刻，把牛奶、高汤倒入锅内，再加盐，炖15分钟左右即可。

栗子扒油菜

材料准备

油菜、熟栗子肉各200克，香菇50克，胡萝卜片少许，姜片、盐、白糖、胡椒粉、水淀粉、清汤、植物油各适量。

做法

1. 香菇去蒂，洗净，切成两半；熟栗子肉切成两半；油菜洗净，放入沸水中焯烫一下，捞出沥水。
2. 锅中加入植物油烧热，放入油菜，加入盐炒匀，码入盘中垫底。
3. 锅中留底油烧至六成热，先下入姜片炒出香味，再放入香菇、栗子肉、胡萝卜片略炒。
4. 加入盐、白糖、胡椒粉、清汤炒至入味，用水淀粉勾芡，盛在油菜上即成。

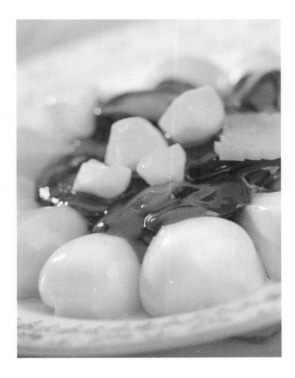

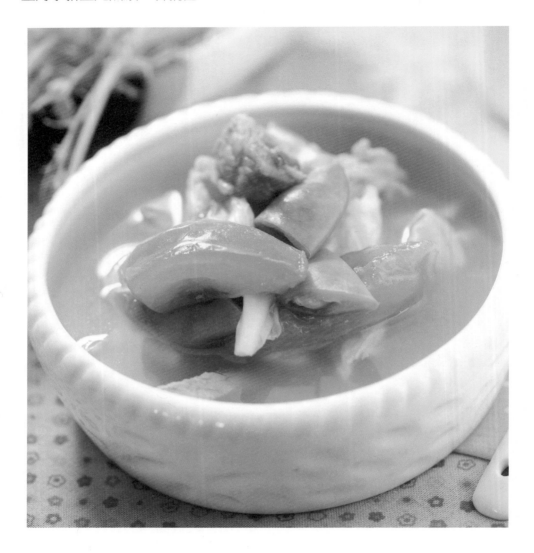

蔬菜牛肉汤

材料准备

土豆、白菜、菜花、扁豆、番茄、胡萝卜、葱头各50克，香菜15克，盐、黄油各1/2匙，牛肉汤1 000毫升。

做法

1. 所有的原料洗净，土豆、白菜切块，菜花掰成小朵，扁豆切成菱形片，焯透，番茄切块，胡萝卜切片，葱头切丝，香菜切段。

2. 锅中加入牛肉汤烧沸，先下入胡萝卜、葱头、香菜、黄油煮熟，再放入土豆、白菜、菜花煮开，待土豆熟透时，加入扁豆、番茄略煮，放入盐调味即可。

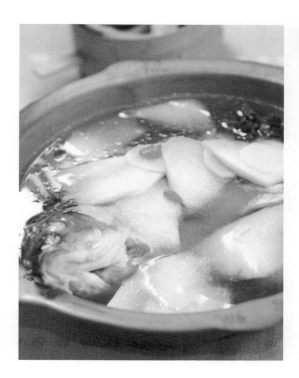

冬瓜鲤鱼汤

材料准备

冬瓜200克，鲤鱼1条，生姜、枸杞子、植物油、盐、胡椒粉、清汤各适量。

做法

1. 嫩冬瓜去皮及瓤，切成片；鲤鱼处理干净；生姜切丝。
2. 锅内烧油，投入鲤鱼，用小火煎透，下入姜丝，注入适量清汤，煮至汤质发白。
3. 加入冬瓜片、枸杞子，调入盐、胡椒粉，续煮7分钟即可。

冬瓜八宝汤

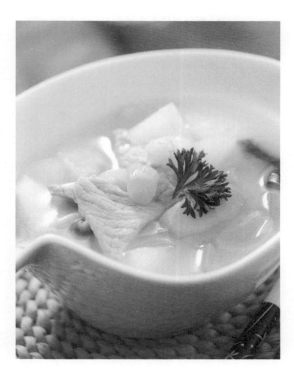

材料准备

冬瓜300克，干贝、虾仁、猪肉各50克，胡萝卜20克，干香菇3朵，盐1小匙。

做法

1. 冬瓜洗净，去皮及瓤，切成小块；胡萝卜洗净，去皮，切成滚刀块；虾仁去沙线，洗净。
2. 猪肉洗净，切成片；干香菇泡软，去蒂，洗净，切成小块；干贝用清水泡软，捞出沥干。
3. 锅中加入适量清水，下入干贝、虾仁、肉片、香菇、冬瓜、胡萝卜，用大火烧沸。
4. 再转小火续煮5分钟，然后加入盐煮匀即可。

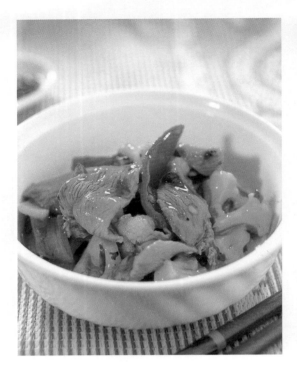

回锅鸭肉

材料准备

鸭胸肉300克，竹笋100克，菜花50克，青椒、红椒各1/2个，盐、水淀粉、豆豉酱各适量，植物油30克。

做法

1. 鸭胸肉洗净抹干，加少许盐擦匀装盘，入蒸锅，隔水蒸12分钟取出，切片备用；竹笋洗净，切片，菜花、青椒、红椒洗净，切块。
2. 锅中加少许植物油烧热，爆香豆豉酱，放入竹笋、菜花、青椒、红椒、鸭胸肉拌炒均匀，最后下水淀粉勾芡即可。

香菇鸭肉煲

材料准备

鸭子1只，葱段、姜片各适量，盐1小匙，面粉2小匙，清汤200毫升，植物油5大匙，香油少许。

做法

1. 鸭子清洗整理干净，放入沸水锅中焯去血沫，捞出装碗。
2. 碗中加入清汤、葱段、姜片、盐，用中火蒸约1小时至肉烂，取出。
3. 锅中加植物油烧热，放入面粉炒香，再倒入蒸鸭肉及原汤熬至白浓，淋香油出锅即可。

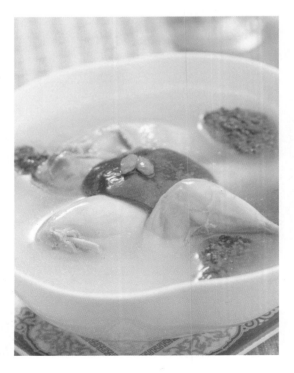

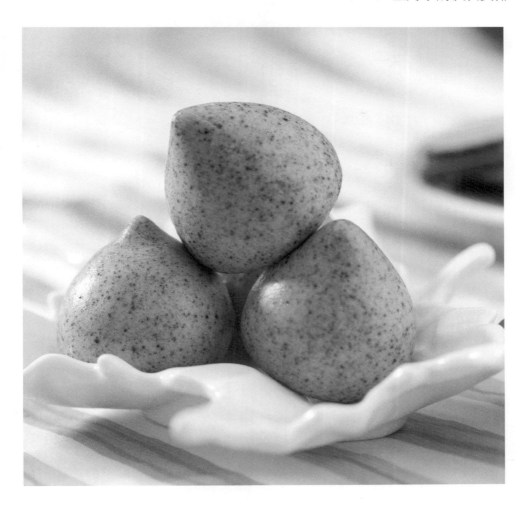

黑米面馒头

材料准备

黑香米粉500克，白糖150克，桂花糖25克，黄豆面75克，泡打粉2小匙。

做法

1. 黑香米粉、白糖、桂花糖、泡打粉、黄豆面放一容器内拌匀，分次加入温水慢慢揉成软面团，揉匀后搓成粗条，再揪成大小相等的剂子。

2. 手心抹少许凉水，取一个剂子在手心里先揉捏几下，再用双手搓成圆球，用右手食指蘸点凉水，在圆球中间按一个坑，边按边转动手指，同时以左手拇指根部并用中指协助捏拢，形成上小下大的圆锥体，至表面光滑时摆在笼屉内，入蒸锅用大火足汽蒸约15分钟至熟，取出即可。

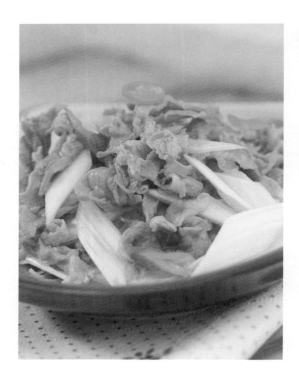

葱爆羊肉

材料准备

羊肉200克，大葱2棵，酱油、白胡椒粉、米醋各1小匙，盐、白糖各1/2小匙，姜片15克，大蒜10克，植物油适量。

做法

1. 羊肉切薄片，放酱油、白糖、白胡椒粉，搅拌均匀后腌渍5分钟。
2. 大葱破开斜切片，大蒜切碎。
3. 锅烧热倒植物油，待油八成热时倒入羊肉片，快速翻炒至羊肉变色后，放葱片和姜片翻炒15秒钟，淋一点米醋，倒入蒜碎，调入盐稍微翻炒几下即可。

胡萝卜烧羊腩

材料准备

羊腩肉300克，胡萝卜1根，葱段15克，姜片5克，盐1/2小匙，胡椒粉1小匙，清汤750毫升，植物油2大匙。

做法

1. 羊腩肉洗净，切成小块，再用沸水焯透，捞出沥干；胡萝卜去皮，洗净，切成菱形块。
2. 坐锅点火，加油烧热，先下入葱段、姜片炒香，再添入清汤，放入羊腩肉炖至八分熟。
3. 加入胡萝卜块、盐，炖至熟烂，再撒入胡椒粉调匀，即可出锅装碗。

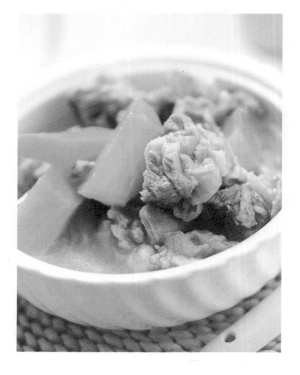

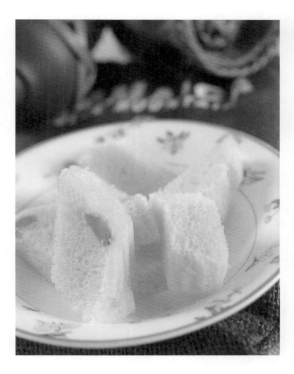

小米蜂糕

材料准备

小米面1 000克，黄豆面500克，碱面1/2大匙，小苏打适量。

做法

1. 小米面放入盆中，加入黄豆面、小苏打和碱面，用温水调和成稀面浆，稍饧片刻。
2. 锅置火上，加入适量清水，放入笼屉，铺上湿屉布，倒入面浆抹平。
3. 再用大火足汽蒸约20分钟至熟，凉凉后取出，切成方块，即可装盘上桌。

小米红枣粥

材料准备

小米400克，红枣6颗，冰糖适量。

做法

1. 提前半天把小米泡上，红枣清洗干净。
2. 锅里加适量的水，把小米、红枣放入锅中煮开后，改小火慢煮30分钟。
3. 加入冰糖煮至完全溶化即可。

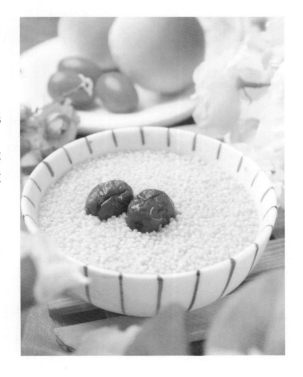

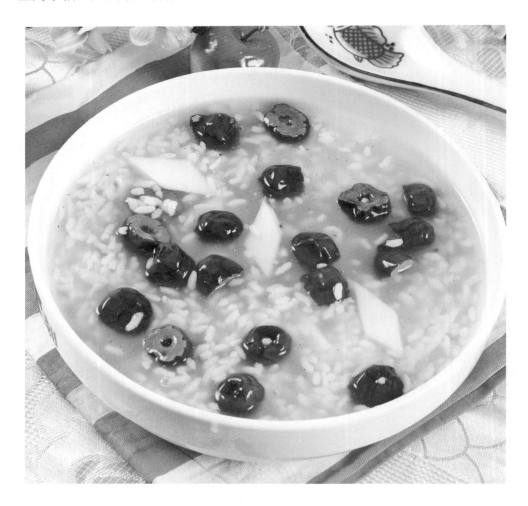

大枣山药粥

材料准备

大米150克，红枣10颗，山药10克，淡盐水适量，冰糖100克。

做法

1. 大米淘净，放入清水中稍泡片刻，捞出沥水；锅中加入少许清水和冰糖用小火煮至溶化，过滤成冰糖汁。

2. 红枣洗净，沥去水分，剔去果核，切成小块；山药去皮，放入淡盐水中浸泡，洗净黏液，沥干后切片。

3. 山药放入沸水锅中焯烫一下，捞出过凉，沥去水分；锅置火上，加入适量清水，放入大米用大火烧煮至沸，转小火煮25分钟至大米将熟，放入山药片、红枣后即成。

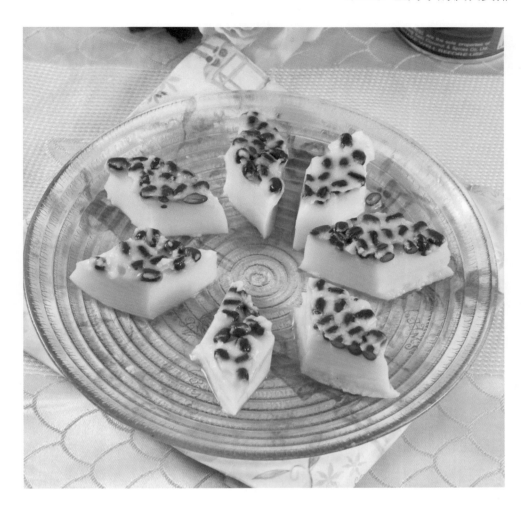

椰香红豆糕

材料准备

冰块500克，红豆150克，鱼胶粉50克，白糖300克，鲜奶、椰浆、三花淡奶各200毫升。

做法

1. 蒸锅中放入红豆，用大火蒸2小时。鱼胶粉放入碗内，倒入适量冰水，使鱼胶粉吸足水分。待吸足水分且膨胀后，用小匙搅匀，过滤成鱼胶汁。

2. 锅中加入清水500毫升和白糖熬煮至溶化，过滤去掉杂质。凉凉后倒入大碗内，加入鱼胶汁调匀，再用打蛋器搅拌均匀。

3. 加冰块拌至融化，放入蒸好的红豆、椰浆、三花淡奶搅匀，再加入鲜奶拌匀，倒入模具中，入冰箱冷藏至凝固，切成菱形小块即可食用。

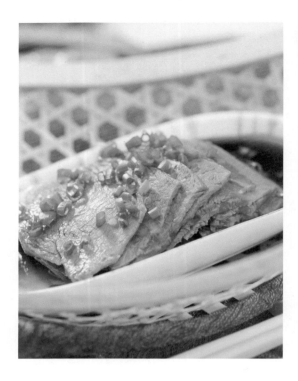

凉拌牛肉

材料准备

牛肉1 500克，酱油、甜面酱各2小匙，香油1/2小匙，生抽、红油各1小匙，葱花10克，葱50克，姜30克。

做法

1. 葱、姜洗净，葱打结，姜切大片，备用。
2. 牛肉洗净，切成大块，放入沸水锅内煮开，撇去浮沫，加葱结、姜片、酱油，改用小火焖3小时左右至熟，捞出凉凉，横着肉纹切成薄片装盘。
3. 生抽、香油、甜面酱、红油搅拌均匀淋在牛肉上，撒上葱花即可。

金针菇爆肥牛

材料准备

金针菇200克，肥牛肉片150克，姜丝10克，盐1/2小匙，黄油、植物油各1大匙。

做法

1. 金针菇去根，洗净，分成小朵，再放入沸水锅中焯烫一下，捞出沥干；肥牛肉片洗净，放入沸水锅中略焯一下，捞出冲凉。
2. 炒锅置火上，加入植物油和黄油烧热，先下入姜丝炒出香味，再放入金针菇、肥牛肉片略炒，加入盐炒匀，即可出锅装盘。

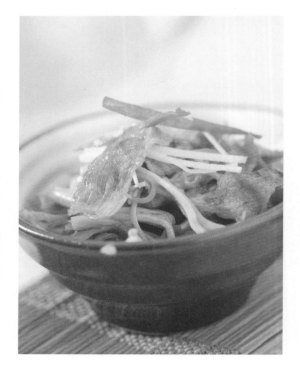

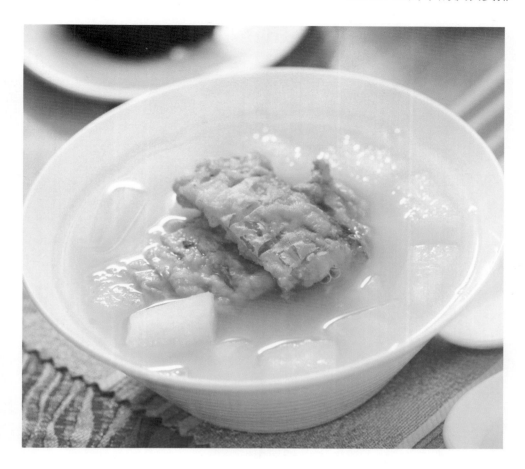

带鱼萝卜煲

材料准备

带鱼1条，白萝卜100克，鸡蛋2个，葱段、姜片、香菜段各6克，八角1颗，干淀粉3大匙，鲜汤2杯，料酒、盐、胡椒粉各1大匙，香油1小匙，植物油750克。

做法

1. 带鱼剁去头、尾，剖腹去内脏，洗净表面的银鳞和腹内的血污，剁成3.5厘米长的段，放入盆内，加入盐、部分葱段、姜片拌匀，腌约10分钟，再用干净毛巾揩干表面的汁水；鸡蛋磕入碗内，加少许盐，打散，待用；白萝卜洗净，去皮，切块。

2. 炒锅置中火上，注入植物油烧至四成热时，将带鱼段拍上一层干淀粉，抖掉余粉，再滚上鸡蛋液，下油锅中炸至皮硬呈金黄色，捞出沥油。

3. 锅留底油烧热，先下入八角炸煳后捞出，再放入葱段、姜片炸香，加入鲜汤。

4. 放入白萝卜块、带鱼块，加入料酒、盐和胡椒粉烧沸，转小火炖约12分钟至熟透，盛入碗中，淋上香油、撒上香菜段即成。

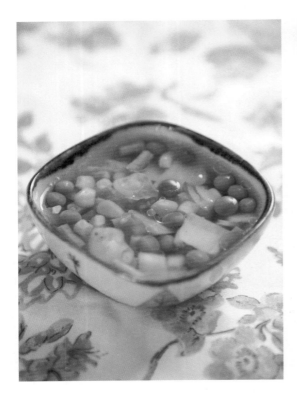

彩色蔬菜汤

材料准备

胡萝卜1根，豌豆、红腰豆、玉米粒各30克，百合50克，豇豆100克，洋葱半个，蒜末少许，盐适量，番茄酱、植物油各2大匙。

做法

1. 胡萝卜洗净，切成丁；豇豆洗净，切成段；洋葱去皮，洗净，切小块；百合洗净。
2. 红腰豆洗净，用清水浸泡一晚，连泡豆子的水一起煮沸，转小火煮至豆子熟软，捞出控水。
3. 炒锅烧热，加植物油，六成热时下入洋葱块、蒜末、番茄酱、豇豆翻炒，再加入清水，放入豌豆、红腰豆、玉米粒、百合，加盐调味，再煮10分钟即可。

明虾白菜蘑菇汤

材料准备

明虾200克，白菜中层帮300克，蟹味菇、白玉菇各50克，金针菇80克，香菜、姜片、香油各少许，盐适量，蘑菇高汤8杯，植物油2大匙。

做法

1. 明虾去头、去壳，挑去虾线，洗净；白菜中层帮洗净，切成块；蟹味菇、白玉菇、金针菇去蒂，洗净备用。
2. 锅中加植物油烧热，下姜片、白菜略炒，再倒入蘑菇高汤烧沸，然后放入其他原料、调料煮沸，再转中火煮5分钟，撒上香菜，淋入香油即可。

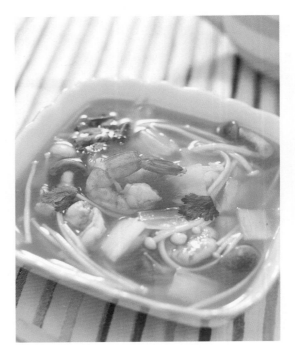

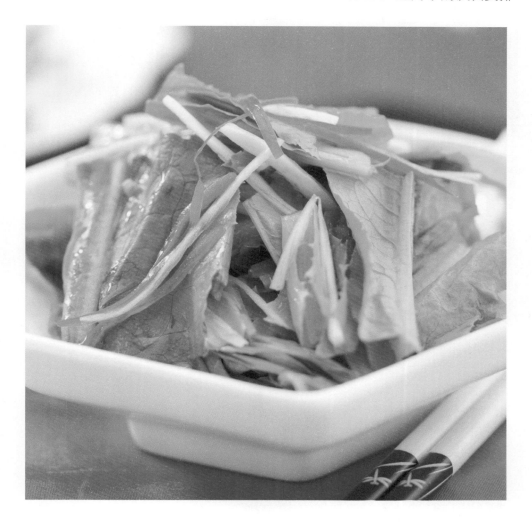

葱香笋叶

材料准备

莴笋叶400克，葱白50克，红辣椒20克，盐2小匙，植物油1小匙，白糖1/2小匙。

做法

1. 莴笋叶洗净，沥去水；葱白切长段，再顺切成细丝；红辣椒去蒂、籽，洗净，切成细丝。

2. 锅里放入清水烧开，加入盐、植物油，下入莴笋叶，用大火烧开，焯约2分钟，至熟透捞出，放入冷水中浸泡2分钟，至凉透捞出，沥去水，切成长段。

3. 莴笋叶放入大瓷碗中，加入红辣椒丝、盐、白糖，拌匀，再把葱丝放在莴笋叶上；锅里放入植物油烧热，出锅浇在葱丝上，即可上桌。

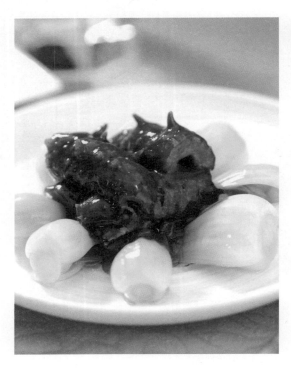

红焖海参

材料准备

水发海参750克，姜块15克，香菜根、葱段各25克，生蒜1头，甘草片5克，盐、红豉油各1小匙，酱油、水淀粉各1大匙，香油2小匙，植物油3大匙，老汤适量。

做法

1. 水发海参清理干净，放冷水锅内，加入姜块、葱段、盐煮几分钟，捞出沥水后切块。
2. 锅中加油烧热，加入香菜根、生蒜、酱油、红豉油、甘草片和老汤煮25分钟，捞出杂质成酱汁。
3. 加入海参块，转小火焖1小时，再加入盐调匀，用水淀粉勾芡，淋入香油，出锅装盘即成。

三鲜烩海参

材料准备

水发海参2条，虾仁250克，蜜豆100克，火腿蓉1大匙，姜2片，蚝油1大匙，酱油1小匙，水淀粉1小匙，清鸡汤1杯，植物油2大匙。

做法

1. 海参去掉肠脏，洗净，汆烫后切块；虾仁挑肠，洗净汆烫；蜜豆撕去老筋，洗净。
2. 锅中入植物油2大匙，下姜片炒香，倒入海参、清鸡汤焖10分钟，加入虾仁、蜜豆、火腿蓉烩3分钟，下蚝油、酱油、水淀粉，水煮滚拌匀即可。

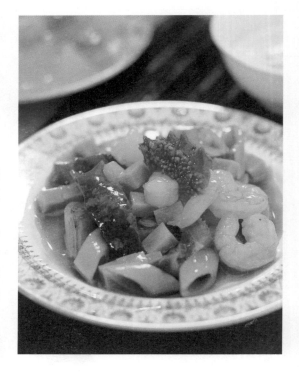

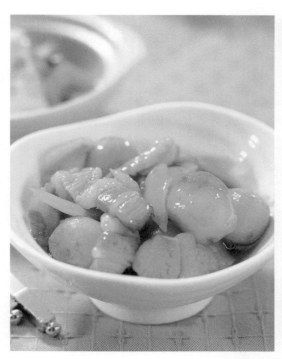

红焖小土豆

材料准备

小土豆500克，五花肉100克，青尖椒50克，盐、酱油、白糖各1/2小匙，八角5克，醪糟10克，植物油30克，葱、姜各适量。

做法

1. 五花肉切成厚片；小土豆洗净；葱、姜切末备用。

2. 锅中入植物油烧热，加葱、姜炝锅，五花肉放入平锅内，煎出油至香，放入八角、盐、白糖、醪糟、清水、酱油煮开。

3. 煮开后将小土豆放入煮熟至汁干，用锅铲将小土豆压扁，煎至上色即可。

干煸土豆片

材料准备

土豆500克，香菜段50克，干红辣椒段10克，蒜末5克，盐、白糖、花椒油、香油各1/2小匙，植物油75克。

做法

1. 土豆去皮、洗净，切成片备用。

2. 坐锅点火，加植物油烧至七成热，下入土豆片炸成金黄色，捞出沥油待用。

3. 锅中留少许底油烧热，先下入干红辣椒段、蒜末炒出香味，再放入土豆片，加入盐、白糖，用小火炒约2分钟，然后撒上香菜段，淋入花椒油、香油，即可出锅装盘。

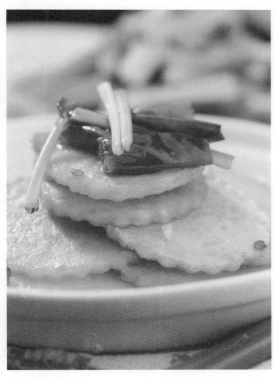

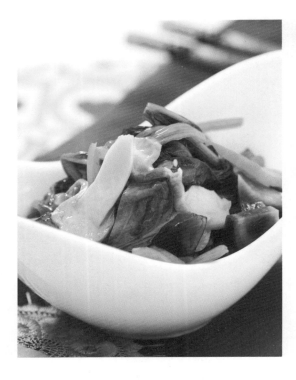

上汤浸菠菜

材料准备

菠菜300克，胡萝卜25克，草菇20克，枸杞子15克，松花蛋1/2个，姜片10克，盐1小匙，香油1/2小匙，猪骨汤4大匙，植物油2大匙。

做法

1. 菠菜择洗干净，放入沸水中焯透，捞出沥干，装入碗中。
2. 胡萝卜洗净，切花；草菇洗净，切片。一起用沸水略焯，捞出沥干；松花蛋切成小块。
3. 锅中加入植物油烧至六成热，先下入姜片、松花蛋略煎一下。
4. 添入猪骨汤，放入枸杞子、胡萝卜、草菇、盐烧开，然后淋入香油，浇在菠菜上即可。

菠菜拌干豆腐

材料准备

菠菜250克，干豆腐125克，红干椒、葱丝各15克，花椒15粒，盐、白糖、香醋各2小匙，植物油1小匙。

做法

1. 菠菜择洗干净，下入沸水锅中，焯烫2分钟，捞出沥水，切成段；干豆腐切成4厘米长、1厘米宽的条；红干椒洗净，切成段；花椒洗净。
2. 菠菜段放入盘中，加入干豆腐条、葱丝、香醋、白糖、盐拌匀。
3. 锅中加植物油烧热，下入花椒，用小火炸出椒香味，捞出花椒不用，离火后放入红干椒段煸炒至酥脆，浇在菠菜、干豆腐上即成。

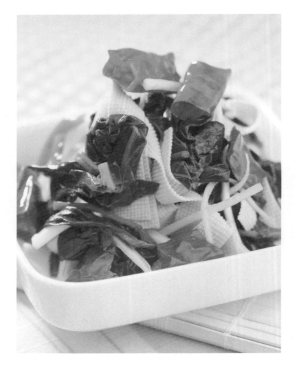

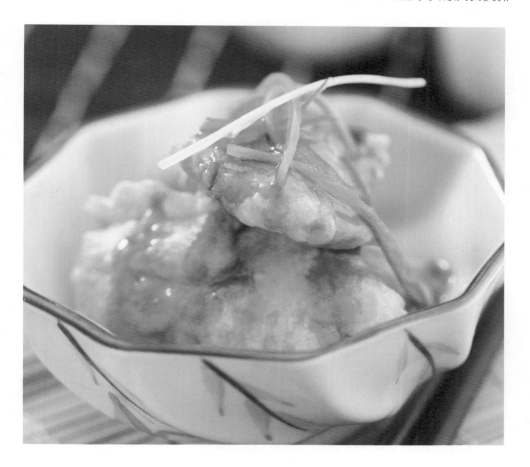

糖醋酥鱼片

材料准备

净鲤鱼肉400克，面包糠适量，鸡蛋2个，葱花、姜末、蒜末各15克，盐1小匙，胡椒粉、酱油各少许，米醋、料酒、香油各2小匙，白糖、水淀粉各3大匙，鲜汤、植物油各适量。

做法

1. 盐、酱油、米醋、料酒、胡椒粉、白糖、水淀粉、香油、鲜汤调匀成味汁。
2. 净鲤鱼肉洗净，切成小片，放入盆内，加入料酒、盐搅匀入味，再磕入鸡蛋搅匀，再裹匀面包糠，放入盘中。
3. 锅中加入植物油烧至五成热，放入裹匀面包糠的鱼片炸至表皮酥香，捞出装盘。
4. 锅留底油烧热，放入葱花、姜末、蒜末炒香，烹入味汁收至浓稠，出锅浇淋在鱼片上即成。

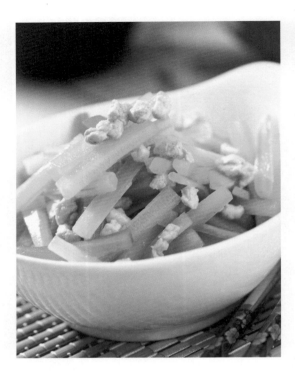

肉末炒芹菜

材料准备

芹菜250克，猪肉150克，植物油15克，酱油10克，盐1小匙，白糖1/2小匙，香油1小匙，葱末3克，姜末2克。

做法

1. 芹菜择洗净，控干水分，切成小段；猪肉洗净，剁成末。
2. 炒锅注植物油烧至五成热，放入猪肉末炒散，下葱姜末炒出香味，加入芹菜、酱油炒匀，再加盐、白糖、适量清水略炒，收干汤汁，淋上香油，出锅即成。

西芹百合炒腰果

材料准备

水发百合150克，西芹100克，腰果30克，植物油15克，盐1小匙，高汤1大匙，水淀粉10克。

做法

1. 西芹、水发百合放入沸水中焯至断生，捞出沥干水分。
2. 炒锅注植物油烧热，放入西芹略炒，加入高汤烧开，再加入水发百合、盐，用水淀粉勾琉璃芡，翻炒均匀出锅装盘，放入腰果即成。

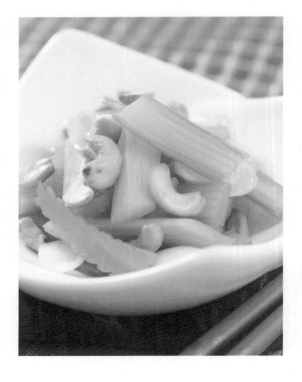

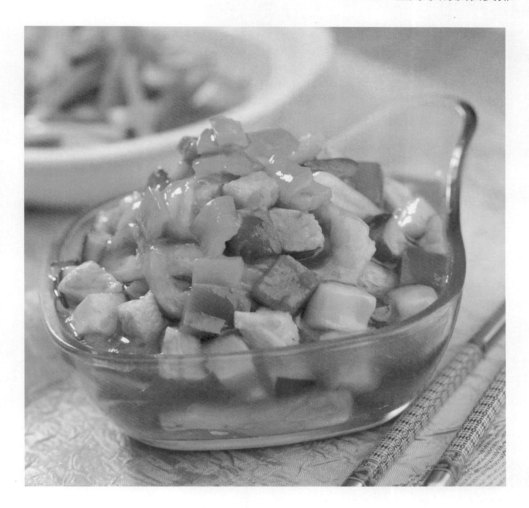

三丁茄子泥

材料准备

茄子400克，猪瘦肉、香菇、青椒各30克，葱末、姜末、蒜末各5克，盐、花椒油各2小匙，酱油1小匙，白糖、水淀粉各少许，清汤适量，植物油4小匙。

做法

1. 茄子洗净，放入蒸锅内，盖上锅盖，用大火蒸10分钟，取出，放入盘中，拌成泥状；猪瘦肉、香菇、青椒分别洗净，切成丁。

2. 锅中加油烧热，下入葱末、姜末、蒜末炒香，再放入猪瘦肉丁炒至变色，然后下入香菇丁，加入酱油及适量清汤烧至熟烂。

3. 放入青椒丁，加入盐、白糖调味，用水淀粉勾芡，淋入花椒油，浇在盘中茄泥上，拌匀即成。

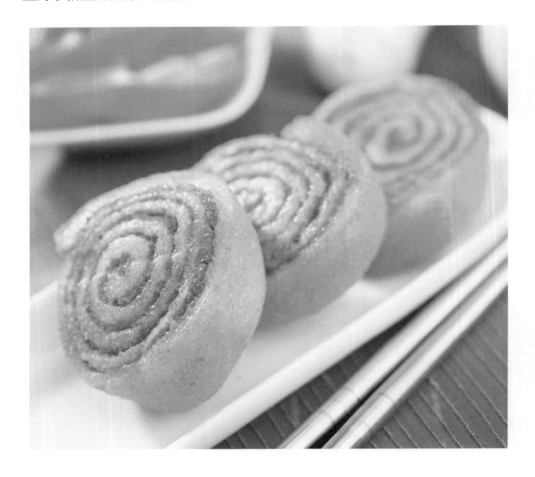

豆面糕

材料准备

黏黄米粉、豆沙馅各500克，黄豆100克，白芝麻、冰糖碎各25克，青梅10克，糖桂花5克，白糖150克。

做法

1. 黏黄米粉放入容器内，加水和成面团，自然发酵后放入蒸锅内蒸熟，取出放入容器内，倒入开水100克，用筷子搅匀。

2. 黄豆洗净，放入锅内，用小火炒40分钟，至呈棕黄色时，取出碾面，过滤成细粉，制成熟面。

3. 白芝麻放入锅内，用小火焙成金黄色，擀压成碎末；青梅切成碎末，与白糖、冰糖碎、糖桂花放在一起拌匀成糖料。

4. 熟豆面撒在案板上，取熟黄米面团放在上面揉匀，擀成大片，抹上豆沙馅摊平，卷成卷，再切成段，撒上糖料即成。

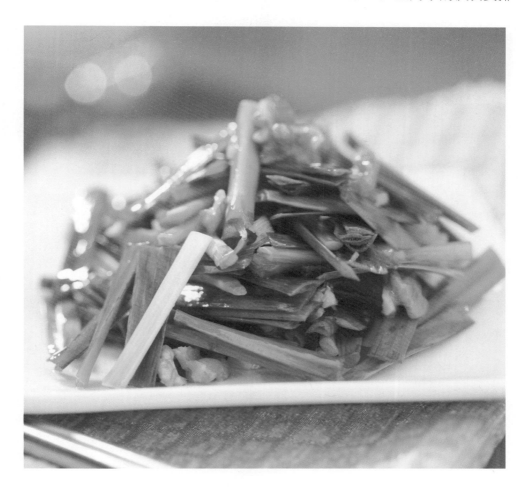

核桃仁拌翠韭

材料准备

韭菜300克，核桃仁100克，香油3/5小匙，植物油、盐各适量。

做法

1. 核桃仁拣去杂质，洗净，放入碗中，加入温水浸泡10分钟左右，取出，剥去外衣，切成花生仁大小的丁；韭菜择洗干净。

2. 锅里放入植物油，烧至五成热（锅里微微冒出青烟，约150℃），下入核桃仁丁，用小火炸约1分钟，至熟透、酥香捞出，沥去油，锅里的油倒出。

3. 锅里放入清水，加入盐，用大火烧开，下入韭菜，焯约1分钟，至熟透捞出，沥去水，摊放在案板上，凉凉。

4. 把凉凉的韭菜切成3厘米长的段，放入大瓷碗中，加入盐，淋入香油，放入核桃仁，拌匀即可。

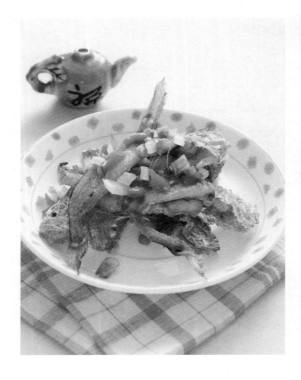

椒盐小黄鱼

材料准备

净小黄鱼450克，青椒粒、红椒粒、洋葱粒各10克，鸡蛋黄3个，葱花少许，盐、椒盐粉各1/2小匙，胡椒粉少许，吉士粉1小匙，淀粉2小匙，植物油600克。

做法

1. 净小黄鱼加入盐、胡椒粉、吉士粉、鸡蛋黄拌匀，裹匀淀粉，放入烧热的油锅内炸至金黄色，捞出沥油。
2. 锅中留底油烧热，下入青椒粒、红椒粒、洋葱粒、葱花炒出香味，放入炸好的小黄鱼，撒上椒盐粉翻炒均匀，即可出锅装盘。

米汤炒南瓜

材料准备

南瓜600克，青椒80克，葱花、姜末、盐、水淀粉、米汤、香油、植物油各适量。

做法

1. 南瓜洗净，去皮及瓤，切成5厘米长的粗条；青椒洗净，去蒂及籽，切成细丝。
2. 炒锅置大火上，加入植物油烧热，先下入葱花、姜末炒出香味。
3. 再放入南瓜条翻炒至软，然后加入青椒丝、米汤、盐，炒至南瓜软烂入味，再用水淀粉勾芡，淋入香油，即可出锅装碗。

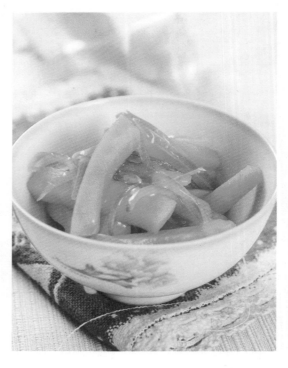

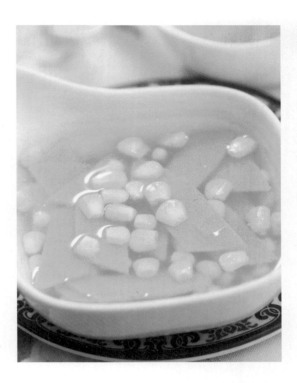

南瓜玉米汤

材料准备
南瓜1/2个，玉米1根，植物油1/2小匙，糖4小匙，盐1小匙。

做法
1. 南瓜、玉米洗净，南瓜切成薄片，玉米剥粒，放入锅中，添1杯水，加盐、糖以及植物油，并在小火上煮25～30分钟。
2. 煮好的南瓜和玉米用热水稀释，最后调味即成。

核桃芝麻花生粥

材料准备
核桃仁150克，芝麻50克，花生米100克，大米200克，蜂蜜适量。

做法
1. 核桃仁、芝麻和花生米混合碾成小粒。
2. 大米淘洗干净，放入锅中，加适量水，用小火煮至粥八成熟。
3. 将碾好的核桃仁、芝麻和花生米一起放入锅中，熬煮至熟烂，最后加入蜂蜜即可。

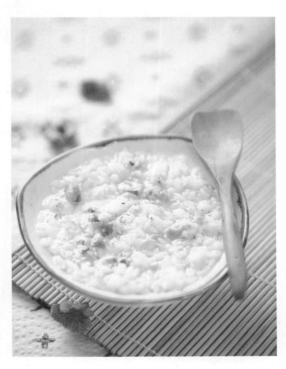

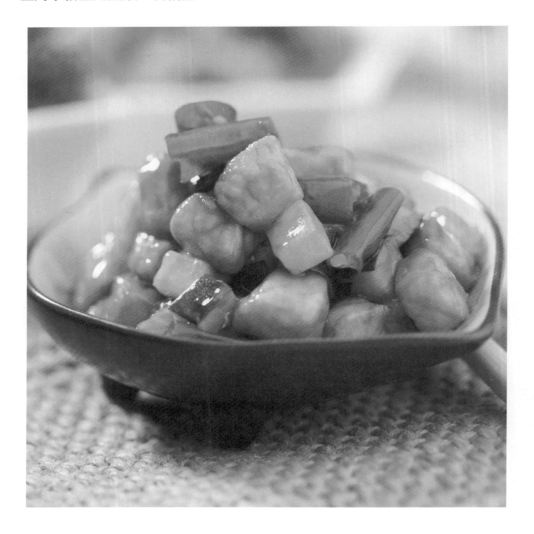

果仁肉丁

材料准备

猪瘦肉500克，黄瓜丁50克，熟花生仁30克，胡萝卜丁20克，鸡蛋1个，红干椒段10克，葱末、蒜末、姜末、盐、白糖、香油、酱油、水淀粉、植物油各适量。

做法

1. 鸡蛋磕入碗中，打成蛋液。猪瘦肉洗净、切丁，加入酱油、盐、鸡蛋液、水淀粉抓匀，再下入热植物油中略炸，捞出。
2. 取小碗，加入酱油、盐、白糖、水淀粉、清水调成味汁。
3. 锅中加底油烧热，先入葱末、姜末、蒜末、红干椒段炒香，再放入猪瘦肉、胡萝卜、熟花生仁、黄瓜丁炒匀，然后倒入味汁炒至入味，淋入香油即成。

家味宫保鸡球

材料准备

鸡腿2只(约400克)，炸花生仁50克，青椒粒、红椒粒各30克，花椒10粒，葱末10克，姜末、蒜末各5克，盐、酱油、香油各1小匙，白糖、米醋、干淀粉各2小匙，水淀粉2大匙，植物油3大匙。

做法

1. 鸡腿去骨，清洗整理干净，切成2厘米见方的小丁，加入少许盐、干淀粉拌匀，腌渍5分钟。

2. 碗中加入葱末、姜末、蒜末、盐、白糖、米醋、酱油、水淀粉和适量清水调成味汁。

3. 锅中加入植物油和香油烧热，下入花椒粒炸出香味，捞出花椒粒不用，然后下入鸡肉丁炒至变色，加入青椒粒、红椒粒炒匀。

4. 倒入调好的味汁，大火翻炒至入味，撒入炸花生仁炒匀，出锅装盘即可。

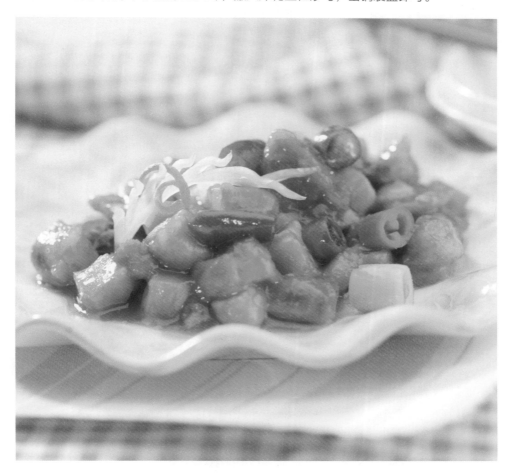

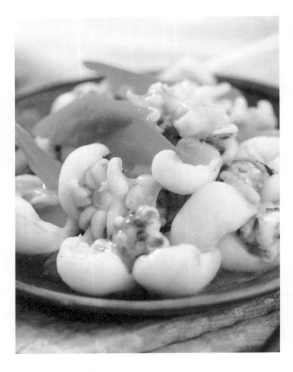

双椒墨鱼仔

材料准备

墨鱼仔300克，青椒片、红椒片各25克，葱花、蒜片各5克，盐1小匙，白糖1/2小匙，水淀粉2小匙，辣椒油1大匙，植物油2大匙。

做法

1. 墨鱼仔去除内脏、洗净，放入沸水锅中焯至八分熟，捞出过凉，沥干水分。
2. 锅中加植物油烧热，先下入葱花、蒜片炒香，再放入墨鱼仔、青椒片、红椒片略炒。
3. 加入盐、白糖，大火翻炒至入味，再用水淀粉勾薄芡，淋入辣椒油炒匀，即可出锅装盘。

豆豉双椒

材料准备

豆豉1包，红辣椒250克，青辣椒500克，蒜、青蒜丁各适量，酱油1/3杯，糖1小匙，植物油30克。

做法

1. 青、红辣椒去籽切丁，蒜切碎，豆豉泡软，沥干备用。
2. 锅内放入少许植物油烧热，爆香蒜，加入豆豉同炒，再加入青、红辣椒炒1分钟，加入青蒜、酱油、糖炒匀入味，最后拌入青蒜丁即可。

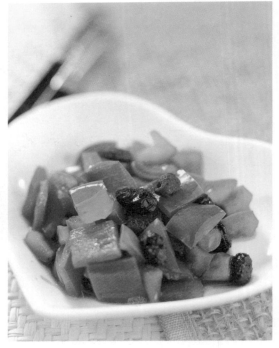

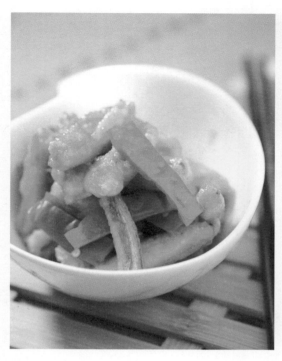

老妈带鱼

材料准备

带鱼500克，葱末、姜末各15克，泡红辣椒50克，盐、米醋各少许，番茄酱、红油各1大匙，香油、植物油各适量。

做法

1. 带鱼洗净，切成段，加入葱末、姜末、盐、米醋腌约15分钟，再放入热植物油锅中炸至金黄色，捞出沥油。
2. 锅中加入红油、番茄酱、泡红辣椒炒至上色，再加入适量清水烧沸。
3. 放入炸过的带鱼焖至入味，再改用小火收浓汤汁，淋入香油，出锅装盘即可。

鱼肉胡萝卜汤

材料准备

胡萝卜150克，黄花鱼300克，芋头80克，油菜心50克，盐适量，白酱油1小匙，姜汁、胡萝卜汁各2大匙，高汤适量。

做法

1. 黄花鱼清洗整理干净，斩掉头尾，取中段鱼肉洗净，斩成段，加入姜汁腌渍20分钟。
2. 胡萝卜洗净，切长条块；芋头去皮，洗净，切块，浸于水中；油菜心洗净，切瓣。
3. 汤锅中加入高汤烧沸，下入胡萝卜块、黄花鱼段、芋头块、油菜心，加入盐、白酱油、胡萝卜汁烧沸，煮至熟透入味即可。

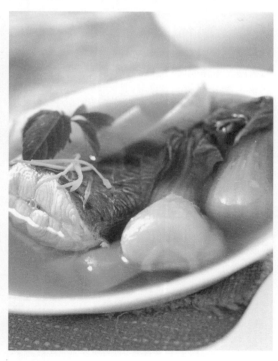

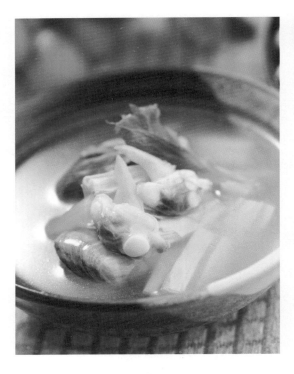

腐竹蛤蜊汤

材料准备

腐竹150克，蛤蜊300克，芹菜80克，盐2小匙，香油少许，高汤1500毫升，淡盐水适量。

做法

1. 蛤蜊放入淡盐水中浸泡，使其吐净泥沙，再用清水洗净，沥干水分。
2. 腐竹洗净，用清水泡软，沥去水分，切成小段；芹菜择去叶片，洗净，切成细末。
3. 锅置火上，加入高汤烧沸，先放入腐竹段煮沸，再放入蛤蜊煮至壳开。
4. 加入盐、香油及芹菜末煮至入味，出锅装碗即可。

山药炒花蛤

材料准备

活花蛤500克，山药200克，香菜段50克，葱丝15克，姜丝10克，盐1小匙，花椒油1/2小匙，植物油2大匙。

做法

1. 活花蛤放入清水中浸泡，使其吐净泥沙，再捞出冲净，放入盘中，然后入锅蒸至八分熟，取出凉凉，去壳取肉，用过滤后的原汤洗净。
2. 山药去皮、洗净，切成象眼片，再放入沸水锅中略焯一下，捞出沥干。
3. 锅中加植物油烧热，先下入葱丝、姜丝炒香，加入山药片、蛤肉、盐炒匀，然后撒上香菜段，淋入花椒油，即可出锅装盘。

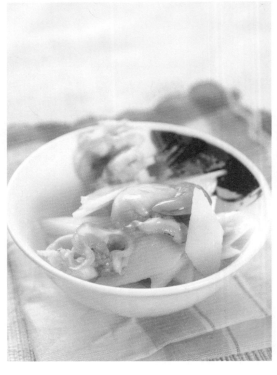

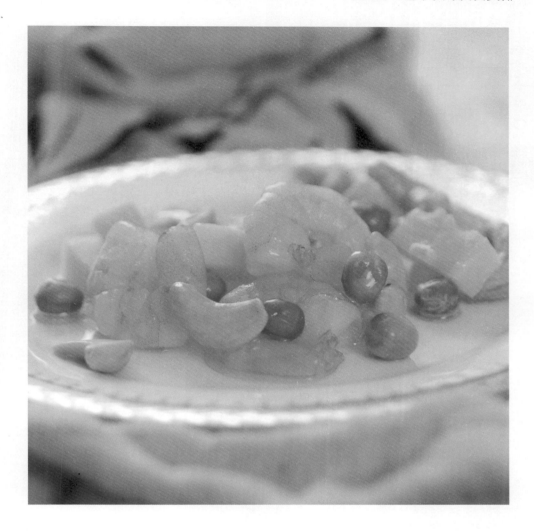

腰果虾仁

材料准备

虾仁300克，腰果100克，鸡蛋清1个，葱末10克，姜末、蒜末各5克，盐、香油各1小匙，酱油2小匙，白糖、米醋、水淀粉各1大匙，干淀粉2大匙，鲜汤3大匙，植物油适量。

做法

1. 虾仁去除沙线、洗净，加入少许盐、鸡蛋清、干淀粉拌匀上浆；腰果放入烧至四成热的油锅中炸至脆酥，捞出沥油。

2. 碗中加入盐、酱油、白糖、米醋、香油、鲜汤、水淀粉调匀，制成味汁。

3. 锅中留底油烧至五成热，先下入虾仁炒散，再放入葱末、姜末、蒜末炒出香味。

4. 烹入调好的味汁，大火炒至收汁，再放入腰果翻炒均匀，即可出锅装盘。

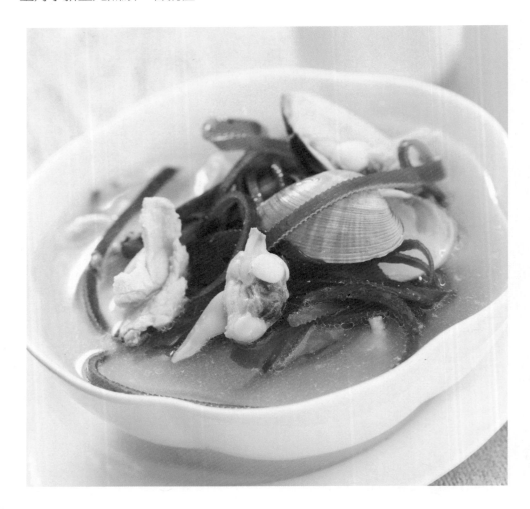

蛤蜊瘦肉海带汤

材料准备

活蛤蜊500克，海带、猪瘦肉、猪骨汤、姜片各适量，盐2匙，胡椒粉1匙，植物油、淡盐水各适量。

做法

1. 海带放入清水中泡发，洗净、沥干，切成细丝，放入沸水锅中焯烫一下，捞出沥干；猪瘦肉洗净，切成片，放入沸水中焯透，捞出；活蛤蜊放入淡盐水中浸泡并冲洗干净。

2. 锅中加入植物油烧至四成热，先下入姜片炒香，添入猪骨汤烧沸，再放入海带丝、猪肉片煮约15分钟。

3. 放入蛤蜊，转小火煮约5分钟，加入盐、胡椒粉调味，离火出锅，装碗上桌即成。

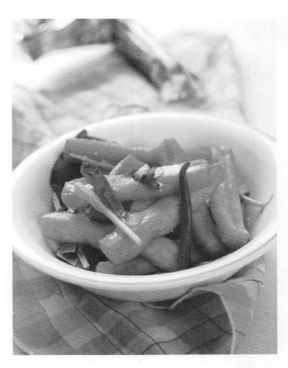

煎炒豆腐

材料准备

豆腐500克，红辣椒、香菜梗各25克，油菜心适量，盐1/2小匙，清汤3大匙，植物油100克。

做法

1. 豆腐洗净，切成长条块；红辣椒洗净，去蒂及籽，切成细丝；香菜梗洗净，切成小段。
2. 油菜心洗净，放入沸水锅中焯烫一下，捞出过凉，沥干水分，摆在盘子底。
3. 炒锅置火上，加植物油烧热，先下入豆腐条煎至金黄色，再放入盐、清汤、辣椒丝、香菜段翻炒至入味，倒在油菜心盘中即可。

小番茄炒豆腐

材料准备

小番茄150克，豆腐350克，青豆粒15克，盐1/2小匙，白糖各1小匙，鲜汤150毫升，水淀粉2小匙，植物油2大匙。

做法

1. 豆腐洗净，切成2厘米见方的块，再放入沸水锅中焯透，捞出沥干。
2. 小番茄洗净，用沸水略烫一下，捞出，再撕去外皮，切成两半，加入少许盐稍腌片刻；青豆粒用清水浸泡，洗净。
3. 锅中加植物油烧热，下入小番茄略炒，再放入青豆、豆腐炒匀，然后加入鲜汤、盐、白糖调味，用水淀粉勾芡，淋入明油即成。

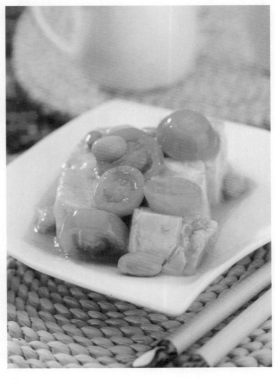

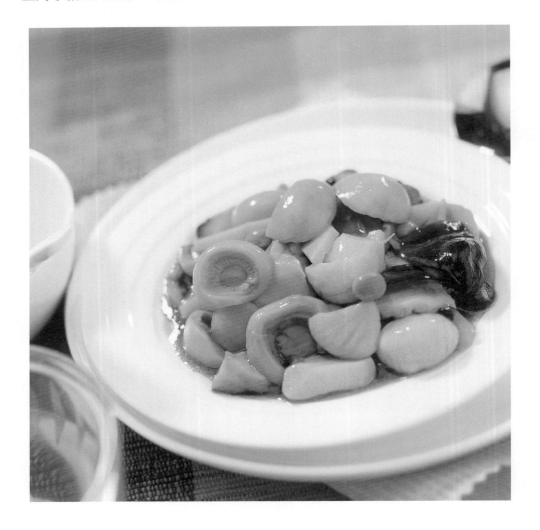

栗子双菇

材料准备

香菇、净口蘑、笋片、青豆各适量，栗子150克，盐、白糖各少许，蚝油1大匙，水淀粉1小匙，香油1/2小匙，植物油2大匙。

做法

1. 栗子放入沸水中略烫一下，捞出去皮，再用沸水煮熟，捞出；香菇去蒂，洗净，入锅蒸10分钟，取出。

2. 锅中加植物油烧热，加入蚝油、盐、白糖及适量清水，放入香菇、口蘑，用小火煮至熟透入味。

3. 放入栗子、笋片、青豆翻炒片刻，用水淀粉勾芡，淋入香油，即可出锅装盘。

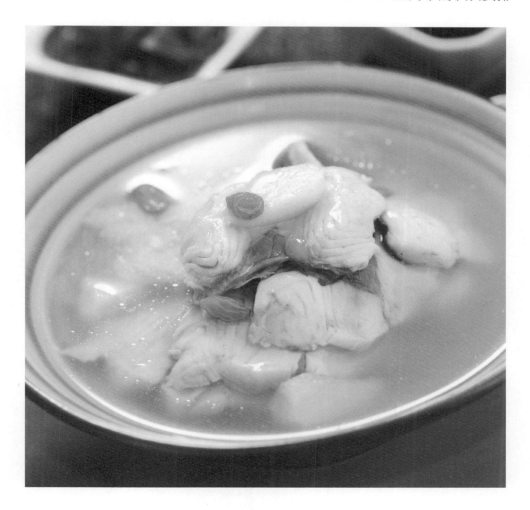

浓汤煮鲈鱼

材料准备

鲈鱼500克，山药150克，盐2小匙，胡椒粉1/2小匙，白糖、枸杞子各1小匙，葱段、姜片各10克，植物油适量。

做法

1. 山药洗净，去皮，切成滚刀块；枸杞子用清水泡好；鲈鱼去头、去骨，鱼肉切成片。

2. 坐锅点火倒入油，放入葱段、姜片、鱼头、鱼骨炒出香味，倒入水，放入山药，大火烧开呈奶白色，加入盐、胡椒粉、白糖调味，转至小火，鱼头、鱼骨、山药捞出放入碗中，枸杞子连同泡的水一起倒入锅中，放入鱼肉片余熟，连汤一起倒入碗中即成。

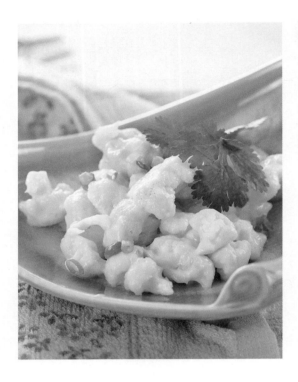

奶油烧菜花

材料准备

菜花250克，植物油20克，盐1/3小匙，姜末、酱油少许，水淀粉适量，鲜奶油50克。

做法

1. 菜花洗净掰成小朵，用沸水烫2分钟，捞出沥净水分。
2. 炒锅上火烧热，加适量植物油，用姜末炝锅，放入菜花，加入盐、酱油，添少许汤，烧开后撇去浮沫，放入鲜奶油，用水淀粉勾芡，出锅装盘即可。

墨鱼油菜汤

材料准备

墨鱼、油菜各200克，红椒2个，烧汁2大匙，柴鱼高汤8杯，盐少许。

做法

1. 油菜、红椒洗净，备用。
2. 墨鱼洗净，先切成厚片，再切成条待用。
3. 锅中加入柴鱼高汤烧沸，放入墨鱼、油菜、红椒、烧汁煮沸，加入盐，再用中火滚煮5分钟，入味即可。

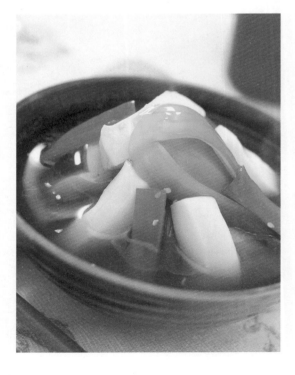

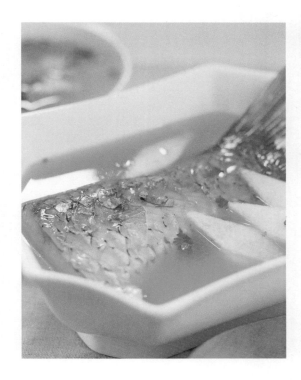

冬瓜烧鱼尾

材料准备

草鱼尾1个，冬瓜200克，香菜15克，盐、酱油、白糖各1/2小匙，醋、水淀粉各1小匙，葱花、姜末各5克。

做法

1. 草鱼尾洗净，吸干水分，用少许盐略腌10分钟；冬瓜洗净去皮、子后切片；香菜洗净切段。
2. 锅入底油，烧至五成热，下鱼尾，两面煎至上色，下葱花、姜末略炒出香味后加入适量清水，放入冬瓜片，转小火加盐、酱油、白糖，待冬瓜、鱼尾入味后，转大火收汁，用水淀粉勾芡，烹醋，撒上香菜段即成。

葱椒鲜鱼条

材料准备

草鱼1条(约750克)，红椒丝、姜片各15克，葱段25克，盐1小匙，淀粉适量，白糖3大匙，香油2大匙，鸡汤500毫升，植物油适量。

做法

1. 草鱼洗净，从背部剔去鱼骨，取草鱼肉，再切成5厘米长的鱼肉条。
2. 鱼肉条放入碗内，加上葱段、姜片、盐拌匀，然后沾上淀粉下入热油锅中炸透，捞出沥油。
3. 锅中留底油烧热，先放入白糖、盐、鸡汤烧沸，再放入鱼条小火煨熟，待汤汁浓稠时，加入葱段、红椒丝炒匀，淋上香油即可。

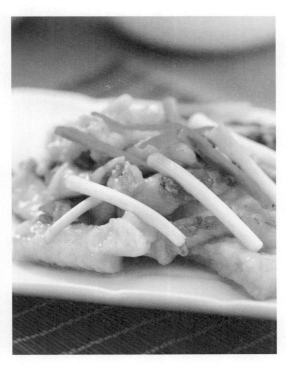

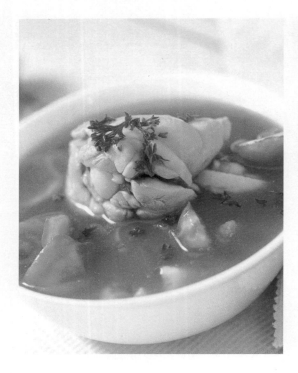

番茄翅根汤

材料准备

鸡翅根200克，番茄3个，碎芹末少许，葱花、姜丝各少许，八角1粒，香叶1片，盐适量，高汤8杯，植物油2大匙。

做法

1. 鸡翅根洗净，焯一下；番茄洗净，用沸水烫一下，去皮，切成块。

2. 锅置火上，加入植物油烧热，下入葱花、姜丝、鸡翅根、番茄块翻炒均匀，再倒入高汤烧开，然后放入八角、香叶煮至入味，拣出八角、香叶，再加入盐，撒入碎芹末即可。

肉末番茄炒豆腐

材料准备

豆腐1块，猪肉末50克，番茄25克，葱、姜各15克，盐、白糖各1/2小匙，番茄酱1小匙，植物油30克。

做法

1. 豆腐、番茄切成小块，葱、姜切成末。

2. 坐锅点火，倒入植物油，下猪肉末煸炒均匀，放入葱姜末煸香，再放入豆腐、番茄翻炒片刻，加入番茄酱、盐、白糖调味出锅即可。

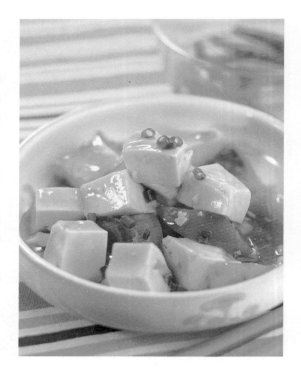

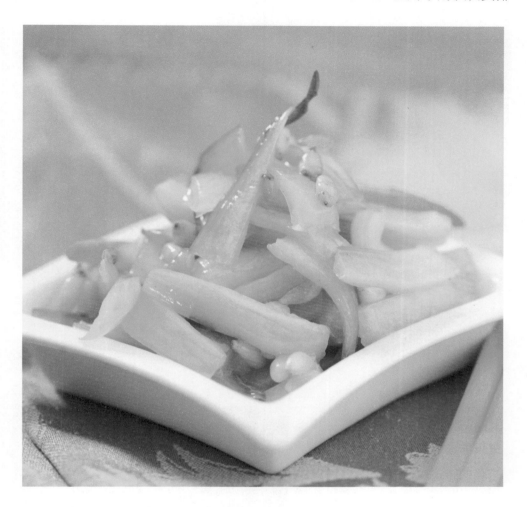

松仁拌油菜

材料准备
油菜300克，松子仁50克，香油4小匙，醋、白糖、盐、植物油各适量。

做法
1. 油菜切去根，洗净，沥去水，切成2.5厘米左右长的段。
2. 锅里放入植物油烧热，下入松子仁，用小火炒至锅里溢出松子仁的香味，出锅倒入漏勺，沥去油。
3. 锅里放入清水，加入盐烧开，下入油菜段，用大火烧开，焯约2分钟捞出，沥去水，再放入盛有冷水的容器内浸泡2分钟，至凉透捞出，沥去水。
4. 油菜段放入大瓷碗中，加入醋、白糖、盐拌匀，尝好咸淡，加入松子仁、香油拌匀即可。

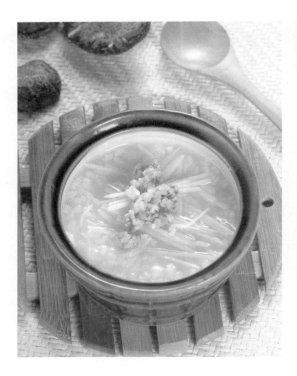

竹笋肉粥

材料准备

冬笋、大米各100克，猪肉末50克，盐1/2小匙，姜末5克，麻油3大匙。

做法

1. 冬笋切细丝，汆烫后投凉。
2. 热锅放入麻油，下猪肉末煸炒一会儿后，加冬笋丝、姜末、盐，翻炒使其入味，盛入碗中。
3. 淘洗干净的大米熬粥，等到粥将熟时加入碗中备料，稍煮即可食用。

甜藕粥

材料准备

老藕200克，糯米100克，白糖150克，桂花卤少许。

做法

1. 老藕冲洗干净，刮去外皮，切成丁块；糯米淘洗干净，用清水浸泡。
2. 砂锅置火上，放入适量清水、糯米、藕块，用大火煮沸后，改用小火熬至粥成，然后加入白糖，调入桂花卤即成。

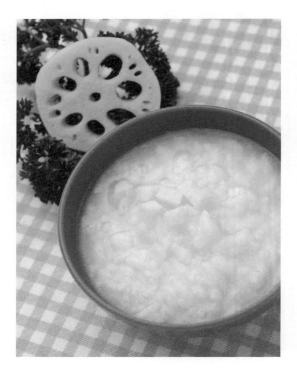

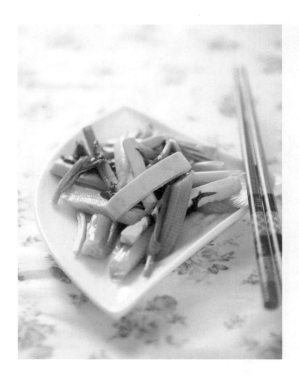

炒芹菜豆腐干

材料准备

芹菜200克，豆腐干100克，盐、花椒各3克，姜汁10克，姜丝5克，白砂糖2克，水淀粉5克，花生油30克。

做法

1. 豆腐干切条，芹菜洗净切段，入沸水锅中焯一下捞出。花椒泡热水制成花椒水。
2. 锅内加花生油烧热，放入姜丝炝锅，入豆腐干炒透。
3. 下入芹菜段、盐、花椒水、姜汁、白砂糖，大火炒至嫩熟。用水淀粉勾薄芡，淋明油，即可出锅装盘。

高汤鸡肉猴头菇

材料准备

鸡肉400克，黄芪、白术、猴头菇各50克，冬笋1/2根，植物油1大匙，姜片、葱段、酱油、高汤、盐、水淀粉各适量。

做法

1. 黄芪和白术先煎，取汁200毫升；猴头菇、冬笋切片；鸡肉切块。
2. 锅内放植物油，烧至七成热，先炒鸡肉块和猴头菇片，变色后加姜片、葱段和酱油炒几下，加高汤、黄芪白术汁，用小火焖至肉烂，拣去姜片、葱段，以盐调味、水淀粉勾芡即可。

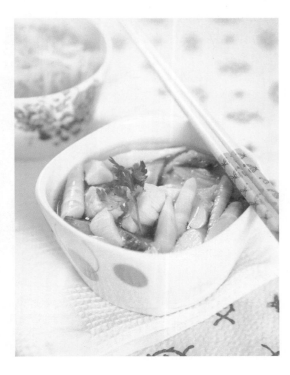

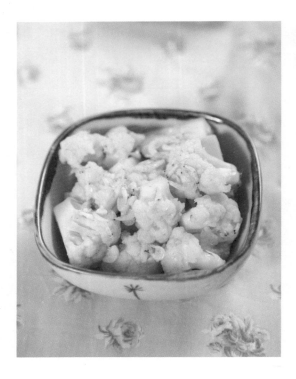

虾皮烧菜花

材料准备

虾皮15克、菜花200克，植物油、葱姜末、盐、豆芽汤、水淀粉、香油各适量。

做法

1. 菜花掰成小朵，放进沸水里焯透捞出，在凉水里浸凉后控干水分，同时把虾皮洗净沥干。
2. 锅里放植物油烧热后把虾皮稍炸，然后放入葱姜末、盐等，菜花放入，加入适量豆芽汤用小火煨透。
3. 以水淀粉勾芡，淋香油出锅即成。

鸡肉红烧豆腐

材料准备

鸡肉35克，豆腐40克，橄榄油5克，酱油15克，葱段、蒜末、盐各适量。

做法

1. 鸡肉洗净、切块。
2. 豆腐切成丁备用。
3. 以橄榄油起油锅，放入蒜末和葱段爆香，放入鸡肉和酱油翻炒均匀。
4. 加入豆腐丁，小火焖3~5分钟，起锅前以盐调味即可。

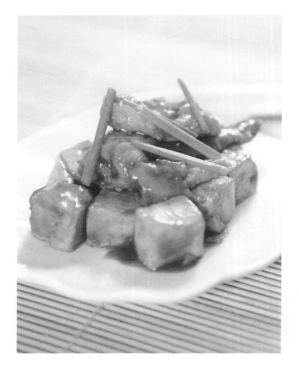

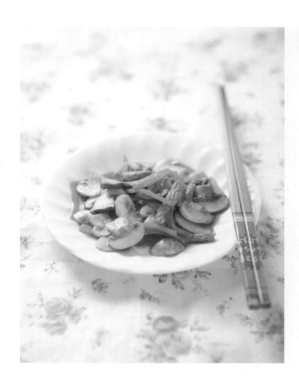

蚝油牛肉

材料准备

口蘑150克，牛肉200克，胡萝卜1/2根，蚝油、酱油各2小匙，姜丝、香油各少许，高汤、水淀粉各适量，植物油2大匙。

做法

1. 口蘑洗净，切片；胡萝卜洗净，切丝；牛肉切细丝，加少许酱油与水淀粉拌匀上浆。
2. 炒锅烧热，加植物油，三成热时放入牛肉丝炒散，捞出沥油。
3. 锅中下入姜丝爆香，再下入胡萝卜丝、口蘑片，接着放入牛肉丝、高汤、蚝油、酱油翻炒，出锅前勾芡后淋上香油即可。

肉末蒸茄子

材料准备

茄子6个，猪肉200克，植物油、蒜、酱油、盐各适量。

做法

1. 猪肉剁碎，蒜头拍碎，茄子撕成条备用。
2. 锅内放适量清水，架上蒸架，把茄子条摊开，大火蒸软。蒸软的茄子条平铺到盘子里。
3. 热锅入植物油，烧至五成热时，放入蒜末炝锅，加入猪肉末、酱油、盐，炒至肉熟。炒好的肉末铲在茄子上，大火蒸5分钟即可。

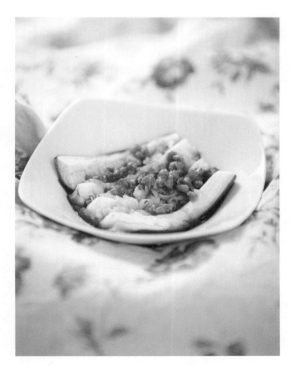

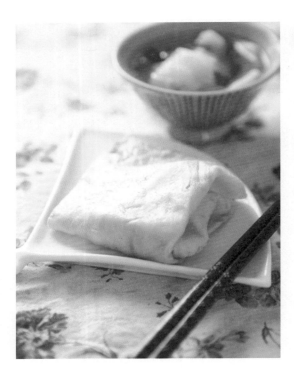

香蕉薄饼

材料准备

香蕉1根，面粉300克，鸡蛋1个，白醋10克，白糖5克，盐4克，葱花、植物油各适量。

做法

1. 鸡蛋打匀，香蕉捣成泥，蛋浆与香蕉泥加水、面粉调成面糊，再放些葱花、盐搅匀。
2. 铁锅烧热，放入少许植物油，面糊倒入锅内（一般放3匙），摊薄，两面煎至金黄色即可。

三色冬瓜丝

材料准备

冬瓜丝250克，胡萝卜丝、绿尖椒丝各150克，盐1小匙，水淀粉1大匙，植物油适量。

做法

1. 锅置火上放油烧至三成热，倒入冬瓜丝、胡萝卜丝、绿尖椒丝略炒一下后装盘备用。
2. 锅中放清水烧沸后，全部蔬菜倒入沸水中焯一下，去除油腻和涩味，用漏勺沥去水。
3. 锅内放少量油烧至八成热后，倒入全部原料加盐翻炒2分钟。
4. 用水淀粉勾芡，起锅装盘即可食用。

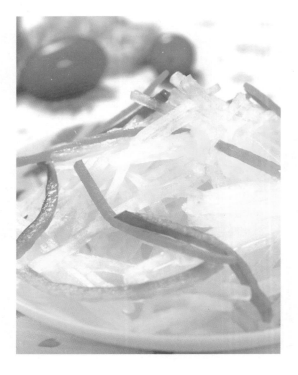

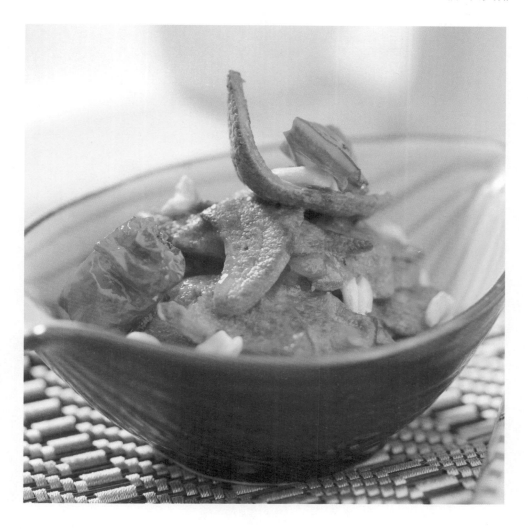

麻辣猪肝

材料准备

猪肝200克，炸花生米70克，植物油75克，花椒10粒，干辣椒1/2大匙，酱油、水淀粉各20克，葱、姜、蒜、糖、盐各1/2匙，汤适量，醋少许。

做法

1. 猪肝、蒜、姜切成片，干辣椒切节，葱切段；猪肝用盐拌匀，用水淀粉浆好后拌入少许油。

2. 用水淀粉、葱段、姜片、蒜片、糖、酱油和汤兑成汁。

3. 炒勺烧热放植物油，油热后先下干辣椒、花椒炸至黑紫色捞出，再下猪肝片，待肝熟透即迅速注汁入勺，汁开后稍翻炒，滴入醋，加入炸花生米即成。

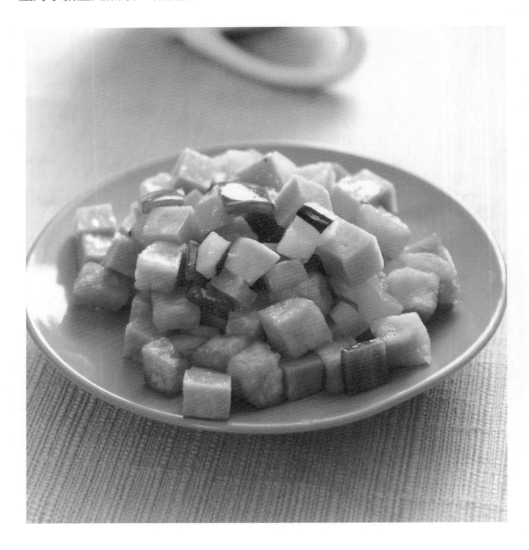

花丁群聚

材料准备

土豆、胡萝卜、香肠各200克，柿子椒50克，黄瓜100克，葱、姜各5克，盐、香油各1/2匙，白糖1/4匙，水淀粉1大匙，植物油适量。

做法

1. 土豆、胡萝卜、柿子椒、黄瓜、香肠分别切成丁，葱、姜切成丝备用。

2. 坐锅点火倒入油，油热后先下土豆丁、胡萝卜丁煸炒，将熟时放入葱丝、姜丝炒香，然后放入黄瓜丁、柿子椒丁、香肠丁翻炒。

3. 加入盐、白糖调味，用水淀粉勾芡，淋上香油即可。

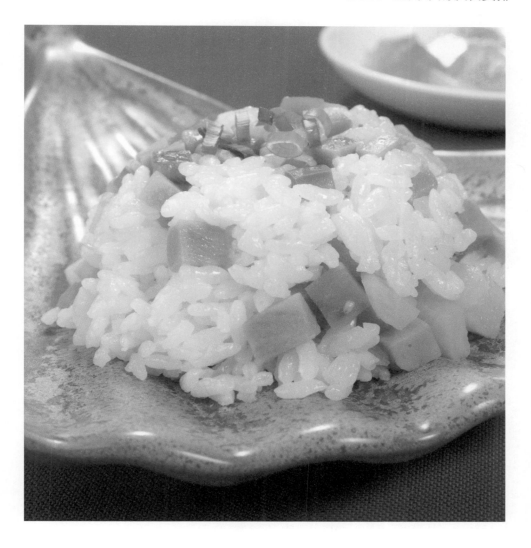

素炒饭

材料准备

胡萝卜50克，甜椒20克，菠萝、青葱各10克，火腿肉30克，米饭100克，橄榄油1小匙，盐1小匙。

做法

1. 胡萝卜、甜椒、菠萝、火腿肉均切丁，青葱切成葱花，备用。

2. 锅置火上，倒入橄榄油，把葱花与胡萝卜丁、米饭和盐放入锅中，小火炒松。

3. 加入甜椒丁、菠萝丁、火腿肉丁，炒匀即可食用。

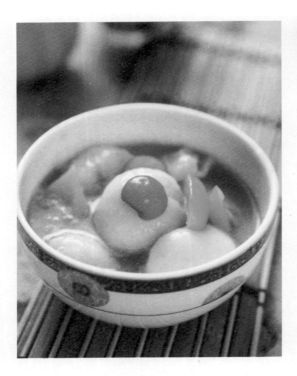

橘羹汤圆

材料准备

蜜橘6瓣，糯米粉适量，白糖200克，水淀粉适量。

做法

1. 蜜橘剥皮，分成瓣，用刀划开橘瓣，刮出橘瓤盛碗内；糯米粉加水和匀，搓成珍珠丸备用。
2. 锅洗干净，放到大火上加清水烧沸，倒入珍珠丸，煮至浮起，放入白糖，烧沸后用水淀粉勾芡，盛入碗内，将橘瓤撒在上面即成。

鸡汁粥

材料准备

大米50克，生鸡1只，香油、生姜、盐、酱油、大葱各适量。

做法

1. 生鸡洗净，放入沸水中略焯一下；鸡下锅，用中火煮40分钟，捞出，鸡汤备用。
2. 大米淘洗干净倒入锅内，加原汁鸡汤及全部调味料，用大火煮沸，再改用小火煮至粥稠，便成鸡汁粥。

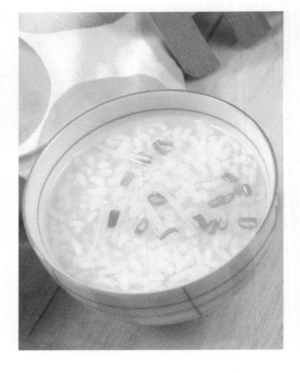

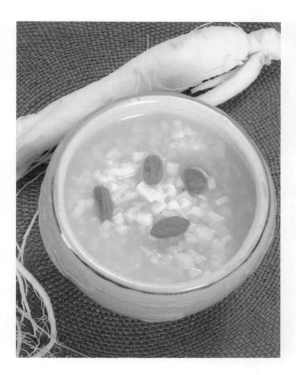

人参山药粥

材料准备

人参1/2个，大米100克，山药10克，盐1小匙。

做法

1. 人参切碎，加入清水浸泡。
2. 大米淘洗干净后，与人参同煮，水量根据自己喜爱粥的浓稠度自由调节。
3. 山药切碎，与人参粥混合同煮。
4. 等到粥煮成后，加入盐调味即可食用。

红小豆鲤鱼汤

材料准备

鲤鱼1条（约300克），红小豆120克，油、盐、葱、姜、蒜及其他调味料各适量。

做法

1. 鲤鱼去肠杂及鳞洗净，红小豆洗净。
2. 锅内下油烧热，放入鲤鱼煎至两面微黄，盛出备用。
3. 锅置火上，加清水及红小豆，煮至半熟时放入鲤鱼、葱、姜、蒜、盐及其他调味料，煮至熟透入味即可。

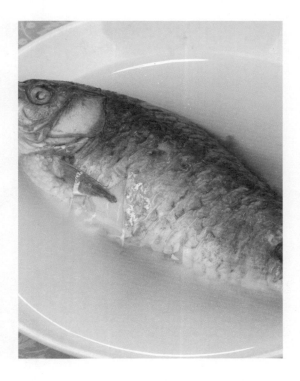

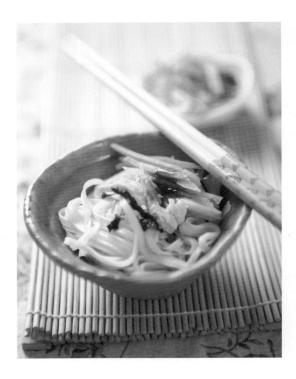

日式凉面

材料准备

面条100克，鸡蛋1个，小黄瓜1根，胡萝卜1/2根，海苔丝、酱汁各适量。

做法

1. 鸡蛋打散，以平锅煎成薄片再切细丝；小黄瓜洗净切丝；胡萝卜洗净去皮切成细丝。
2. 锅中放入清水，水滚后加入面条煮至熟软，捞出过凉水，待凉后捞出备用。
3. 黄瓜丝、海苔丝、蛋丝、胡萝卜丝与面条混合，淋酱汁即可食用。

白萝卜肉饼

材料准备

白萝卜、面粉各150克，猪瘦肉100克，盐、植物油各适量。

做法

1. 白萝卜洗净，切丝，用油翻炒至五分熟，备用。
2. 猪瘦肉洗净，剁碎，加白萝卜丝、盐，调成白萝卜馅。
3. 面粉加清水和成面团，揪成面剂，擀成薄片，包入萝卜馅，制成夹心小饼。
4. 锅置火上倒植物油烧热，放入小饼烙熟即可。

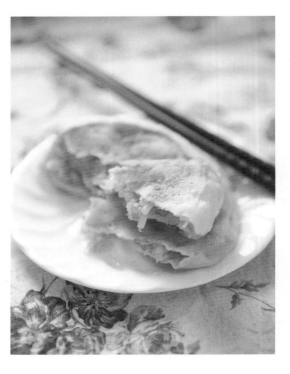

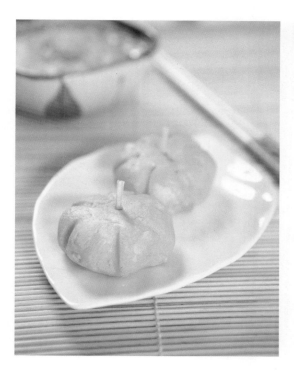

蒸南瓜饼

材料准备
南瓜1/2个，糯米粉、澄粉各300克，白糖、豆沙馅、芹菜梗各适量。

做法
1. 南瓜去皮，去子，洗净切成小块。
2. 南瓜放蒸锅蒸熟（也可包上保鲜膜，用微波炉加热10分钟左右）。
3. 熟南瓜肉碾成泥状，加糯米粉、澄粉、白糖和成面团；面团揪成若干小剂子，擀皮包入豆沙馅制成饼坯。
4. 在饼坯表面刻上装饰纹，顶部加芹菜梗点缀后放入平盘内，蒸10分钟即可。

地瓜大米枣粥

材料准备
地瓜200克，红枣50克，大米300克。

做法
1. 地瓜去皮，洗净，切成小丁。
2. 红枣、大米分别洗净。
3. 锅置火上，加适量清水，放入大米、红枣、地瓜，先用大火煮开，再改用小火煮至粥熟即成。

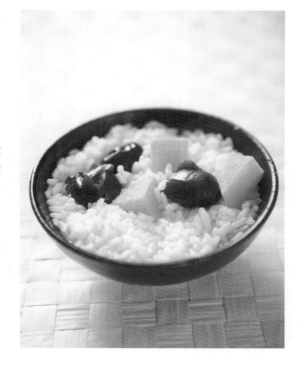

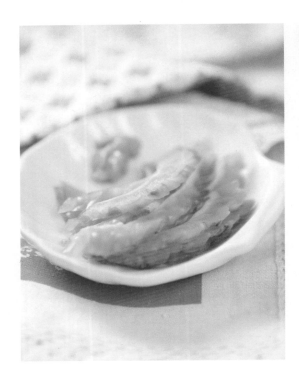

凉拌苦瓜

材料准备

苦瓜500克，熟植物油9克，酱油10克，豆瓣酱20克，盐2克，辣椒丝25克，蒜泥5克。

做法

1. 苦瓜一剖两半，去瓤洗净后切1厘米宽的条，在沸水中烫一下，放入凉开水中浸凉捞出，控干。
2. 苦瓜条加辣椒丝和盐后，控出水，放入酱油、豆瓣酱、蒜泥和熟植物油拌匀即可。

姜汁撞奶

材料准备

鲜奶1碗，生姜1块。

做法

1. 生姜刮皮，切细粒，放入搅拌机磨成姜汁，滤渣取汁备用。
2. 鲜奶放入微波炉内加热，3~4分钟后取出。
3. 鲜奶倒入另一器皿，再倒回原先的器皿中，重复此步骤3~4次，目的是使鲜奶稍微降温。
4. 奶沿碗边快速倒入盛有姜汁的碗内，约15秒钟即凝固成一碗美味的姜汁撞奶。

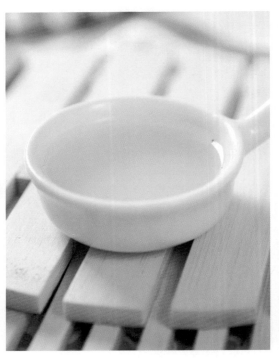

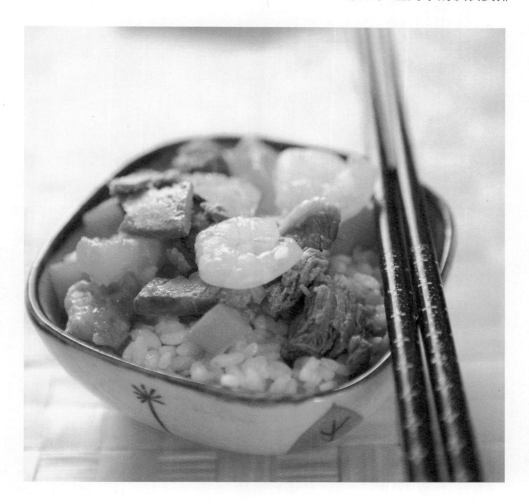

猪肝盖饭

材料准备

米饭125克,猪肝35克,瘦肉、胡萝卜各20克,洋葱50克,蒜末5克,虾仁10克,水淀粉20克,植物油、盐、白糖、胡椒粉、香油各适量。

做法

1. 米饭盛在盘中,备用。瘦肉、猪肝洗净,均切成片,调入白糖、胡椒粉、盐、水淀粉拌匀,腌渍入味。

2. 洋葱、胡萝卜洗净,均切成片后用开水烫熟。

3. 锅置火上,放入植物油,烧热后下蒜末爆香,放入虾仁、猪肝、瘦肉略炒;再依次放入胡萝卜、洋葱片和盐,加水烧开,用水淀粉勾芡,淋上香油;最后将菜淋在米饭上即成。

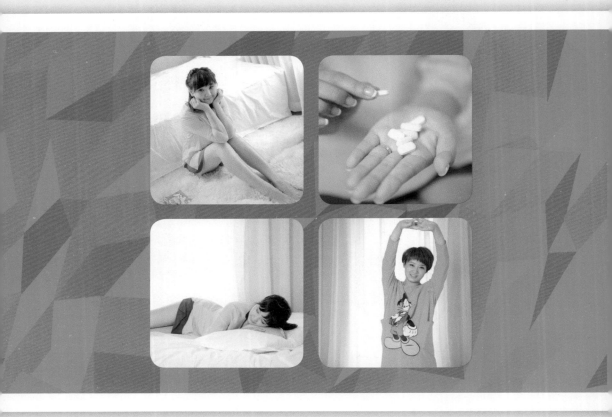

　　产前孕妈妈担负着供给胎儿生长发育所需营养的重任，母体的各个系统都发生了一系列较大的适应性变化。这些变化和分娩时孕妈妈身体受到的损伤都要经过月子期的休息和调养才能复原。调理得当，孕妈妈恢复快，且无后患；调养失宜，孕妈妈恢复慢，往往会留下产后的"月子病"，让孕妈妈困扰一生。

第四章

月子期

身体的护理与保健

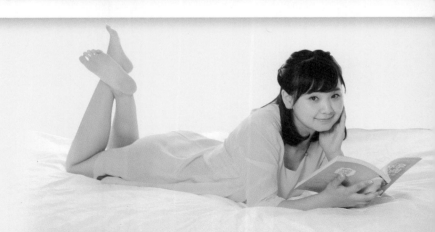

第一节 在医院期间需要做的事

十月怀胎，一朝分娩，大家都沉浸在宝宝到来的喜悦之中，但在欢喜背后，新妈妈要多加注意自己和宝宝的身体变化。新妈妈要重视四个"产后第一次"，也要争取时间多休息，护理人员应做好产后护理和伤口清洁工作。

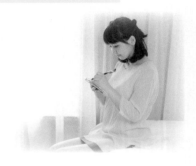

产后的医院生活

●产后医院生活备忘●

初乳可以促进新生儿胎便的顺利排出，增强新生儿的免疫功能。此外，初乳还富含新生儿必需的营养物质，从产后开始就应当让新生儿频繁吸吮。

出生后新生儿每隔1~3小时就想喝母乳了。新妈妈的身体状况如果允许的话，在新生儿想喝母乳时就应积极地哺喂他。

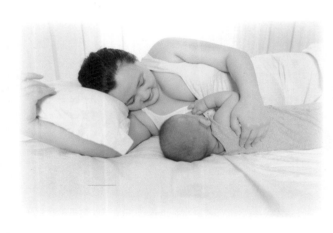

住院1~2天时，就应进行哺乳指导、沐浴指导和育儿相关的指导。这时如果丈夫也在的话，新妈妈一定会更愉快！此外，要是进行了会阴侧切术，这时也要进行拆线处理了。

住院3~4天时，接受出院检查，母子都没有异常状况后就可以获得出院许可了。出院的当天，接受过产后的生活指导，结清住院费用，就可以带着新生儿快快乐乐地回家了。

●每天以哺乳和育儿为中心●

❗刚刚分娩后

新妈妈应当立刻抱着新生儿，进行袋鼠式照料，这对建立亲子关系极为重要。此外，要及时喂新生儿第一口初乳。初乳中富含预防感染的免疫物质，尽量在出生后30分钟内喂给新生儿。

❗产后第一天

产后第一天新生儿皮肤变黄，这可能是黄疸症状，基本上都会自然消失，但还是要进行检查。

❗乳房增大

产后2~3天乳房充血形成硬结，3~4天涨奶并分泌初乳，初乳持续4~5天。

❗体温略微升高

体温在产后的2~3天会因为泌乳而略微升高。

❗产后第三天

为检查新生儿是否有先天性异常，可从新生儿的脚跟采集血液检查。还要检查新妈妈子宫收缩是否正常，会阴切开处缝合的痕迹等。没有异常状况的话就可以出院了。

❗有恶露

产后3~4天内为血性恶露，量比较多，以后转为淡红色的浆液性恶露，量逐渐减少。

❗大量出汗

产后1~2天内皮肤汗腺排泄旺盛，排出大量汗液，容易口渴。

💡 争取时间多休息

•产后第一周的生理变化•

❗体重变化

新生儿出生后，新妈妈的体重会减轻5千克，这5千克包括新生儿的重量和分娩中流出的羊水的重量。

❗子宫收缩

分娩后，子宫逐渐收缩复原，这是子宫壁的收缩肌在起作用。

•最需要的就是安静•

当新生儿顺利降生后，新妈妈想要的就是安静的休息。很多剖官产的新妈妈在分娩完后身体一点知觉都没有了，自然产的新妈妈生完宝宝后也会觉得筋疲力尽。此时，不要勉强自己去做其他事情，而应该尽可能地多休息。

这时，可以闭目养神或打个盹儿，不要睡着了，因为要给宝宝喂第一次奶，医护人员还要做产后处理，顺产的

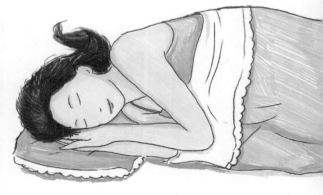

新妈妈还要吃点东西。分娩后有好多事情都要等着新妈妈去处理，所以要抓紧时间好好休息一下，以便有更多的精力去照顾自己的宝宝。对剖宫产的新妈妈，虽然在分娩过程中受的痛苦比自然产的新妈妈少很多，但是在身体恢复方面没有自然产的新妈妈恢复得快。所以，在分娩之后，剖宫产的新妈妈更需要休息。

💡 重视产后四个"第一次"

●产后第一次排尿●

顺产新妈妈的第一次排尿非常重要，因为膀胱受到分娩过程的挤压，致使排尿困难。医生会鼓励顺产的新妈妈在产后6~8小时内进行第一次排尿，以免形成产后尿潴留。家人也可以帮助新妈妈按摩或热敷耻骨上方的膀胱位置。

剖宫产的新妈妈第一天还插有导尿管，所以排尿并不成问题，但是在去除导尿管之后，新妈妈要尽快下地自行解决。下地时要注意有人陪护，谨防如厕时晕倒。

产后排尿不顺的原因主要有两种：一是膀胱、尿道因分娩而受伤、水肿；另一个原因则是会阴伤口疼痛及腹内压减小，造成产后排尿困难或有解不干净的感觉。

●产后第一次排气●

在产后第一天，新妈妈会发现护士总是要过来问："排气了吗？"那是因为腹内所产生的废气必须尽快排掉，以预防肠粘连；剖宫产新妈妈只有在排气之后才可以进食流质食物，之前最好连水都不要喝。为了帮助排气，家人可以帮助孕妈妈做一些类似翻身这样简单的动作。

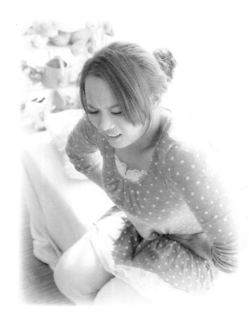

●产后第一次排便●

产后最初几天，新妈妈几乎都会有便秘的困扰，这是肠道和腹部肌肉松弛的缘故。所以，顺产的新妈妈从分娩当天就可多多地补充水分，多吃些青菜、水果来加以改善。

●产后第一次下床●

❗顺产妈妈

顺产妈妈在产后练习坐起来后即可下床活动。为安全起见，新妈妈第一次下床，应有家属或护理人员陪伴协助，下床前先在床头坐5分钟，确定没有不舒服再起身。下床排便前，要先吃点东西恢复体力，以免晕倒。

产后24小时可以随意活动，但要避免长时间站立、久蹲或做重活，以防子宫脱垂。

万一新妈妈有头晕现象，要立刻坐下来，可以把头向前放低，在原地休息一会儿。

🛑 剖宫产妈妈

剖宫产的新妈妈在术后24小时可以坐起。要多坐少睡，不能总躺在床上。

💡 会阴的清洁和伤口的护理

• 会阴的清洁 •

按医生建议每日进行清洗，卫生巾要及时更换。产后24小时内若感到会阴部或肛门有下坠不适感、疼痛感，应请医生诊治，以防感染和血肿发生。

产后擦洗会阴每天至少两次，排便后加洗一次。用棉球蘸无菌清水或生理盐水，先擦阴阜及两侧阴唇，最后擦肛门，不可由肛门开始向前擦，擦洗后换上干净的卫生巾。

剖宫产及阴道侧切的妈妈每天都会有护士帮忙清洗、消毒外阴，其他人则需要自己或找家人帮忙。

若会阴切开的伤口部位疼痛，用双膝并拢的办法可减轻疼痛。

• 伤口的清洁 •

如果在分娩时会阴部有了伤口，要注意护理。在产后的最初几天里，恶露量较多，应选用消毒过的卫生垫，并经常更换。大小便后要用清水清洗外阴，保持伤口的清洁干燥，以防感染。伤口愈合情况不佳时要坚持每天坐浴1～2次，持续2～3周，这对伤口肌肉的复原极有好处。坐浴药水的配制应根据医生的处方和医嘱。

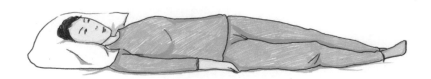

序号	护理需要注意以下要点
1	及时更换卫生巾，至少4小时更换一次
2	每次排便后冲洗会阴（将煮沸的开水冷却到40℃），采用坐姿，由前往后冲洗
3	勤换内裤，换下的内裤一定要及时洗干净再暴晒

下奶和开奶

•步骤一：热敷•

热敷的目的是使乳房变软，表面潮湿。最常用的是热毛巾，先用温开水烫毛巾，把温热的毛巾由乳头中心往乳晕方向进行环形擦拭，两侧轮流热敷，每侧各15分钟。

•步骤二：按摩•

热敷过后要马上配合按摩手法：

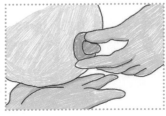 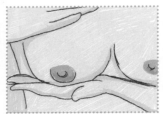 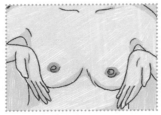

❶ 疏通乳头。拇指和示指蘸上水，再夹住乳头，从内往外摩擦，会有少量乳汁流出来。

❷ 揉开乳块。手蘸上水后包住乳房，用手掌，轻轻顺时针，或者逆时针，从乳房外侧向乳晕揉。

❸ 疏通乳管。5根手指蘸湿，从乳房外侧向乳晕用力摩擦。一定要顺着乳腺管的位置来按摩，这时可见乳汁喷出，把喷出来的乳汁直接抹在乳房上，继续操作。

•步骤三：吸奶•

以上两个步骤之后就是吸奶的环节，这一环节可以把乳腺管彻底打通。最好是让宝宝吸，如果不行就用吸奶器，也可以请老公帮忙。

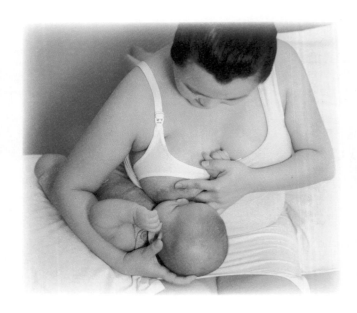

第二节 月子期需要注意的事情

新妈妈在月子期间要注意的事儿一点也不比孕期少，所以新妈妈必须在关心宝宝的同时也留一份关爱给自己，一丝不苟地做好产后养护，在月子期间养出更好的自己。

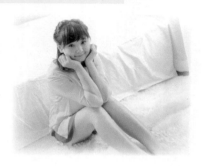

正确认识坐月子

• 产后为什么要坐月子 •

当宝宝呱呱坠地、发出第一声啼哭的时候，妻子的身份才真正变成了妈妈，也就是从这时候开始，妈妈又进入了人生的一个重要阶段——月子期。这期间，不仅要哺育好可爱宝宝，还要调养好自己的身体。女人一生中有3个特别的时期：少女时的初次月经来潮、刚做妈妈的月子期，以及年近半百时的更年期。坐月子是每一位妈妈的必修课，也是妈妈人生健康的新起点。

所以说，月子期过得如何，关系到两代人的身体健康和生命质量。

• 如何正确坐月子 •

从胎儿被分娩出到新妈妈身体的各个器官（除了乳腺之外）恢复到分娩前的状态的一段时期，称为"产褥期"。正常情况需要6周的时间，在这6周当中，生殖器官和乳房有很大的变化，所以坐月子时期的保健非常重要。

坐月子是女性健康的一个重要转折点，可以说，将坐月子视为调养身体的最好时机，可以彻底去除身体的一切坏毛病，使身体更加健康，让女性朋友们更加美丽、富有魅力。但是，如果在坐月子中使用错误的方法调养身体，会加快女性身心的老化速度，体形走样、骨质疏松、身体钙质大量地流失，更令人不敢想象的是更年期会提前到来。

• 东西方坐月子的差别 •

在英国、美国等欧美国家，很多接待女性分娩的医院，在孕妈妈分娩之后的3个小时，护士就会抱着宝宝来让妈妈哺乳。同时，依照每个妈妈不同的饮食习惯，护士也会送来冰块、冰激凌、果汁等饮品，而中国孕妈妈却只能喝小米粥和红糖水。

如果是顺产，欧美孕妈妈会在24小时内离开医院；如果是剖宫产，则会稍微延迟一些。而一回到家中，他们就会走亲访友，并不需要特别的护理。但在我国，有的家

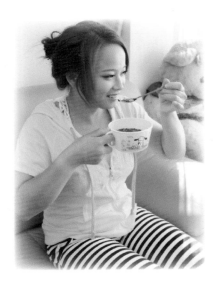

庭是请妈妈或者是婆婆照顾，有的家庭是请保姆或者是去"月子中心"。

不管是东方人还是西方人，女性怀孕期身体的调节和变化是相同的，分娩后都必须休养。只不过，西方人平日饮食注重摄取高蛋白、高脂肪的肉类，平时运动多，身体强壮。但是实际上，据统计很多西方女性步入中年之后，各种妇科疾病的患病概率明显比我国女性大得多，尤其是乳腺癌的比例。所有这些都证明了，坐月子的确可以影响一个女人后半生的身心健康与寿命的长短。要想成就健康的身体、美满的家庭、高质量的人生，月子期在每个女人的生命中都是非常重要的环节。

●传统中的不良观念及危害●

我国传统观念认为，新妈妈坐月子有很多讲究，比如有不能洗发、不能洗澡等禁忌。这些禁忌中有些是没有必要的，如不洗发；有些甚至会对新妈妈的健康造成危害，如不洗澡更容易引起细菌感染。其实这些禁忌有很多的不科学因素，反而会给新妈妈的身体带来危害，这些是非常值得我们注意的。

●采用哪种坐月子方式好●

❶ 由家人照顾

这是中国最传统的坐月子方式，面对刚出世的宝宝，初为父母的夫妻俩难免会手足无措，不知道该如何照顾好宝宝及如何恢复产后的身体，这时家里有有经验的老人非常重要。因此，由妈妈或婆婆照顾月子，是大部分新妈妈的选择。

由家人照顾月子的优劣	
优 点	由家人照顾月子是最好的，其中最佳拍档是夫妻俩加上丈母娘。孕妈妈在经历分娩后，整个内分泌系统处于一个大调整的阶段，这时保持心情愉快对孕妈妈的身体恢复和宝宝的健康成长都非常重要
缺 点	有些老人的思想非常传统，总认为坐月子有很多禁忌，因此伺候月子的方法不太科学。而长辈对禁忌的坚持，加上带宝宝的观念不同，往往会在两代人之间造成矛盾和摩擦
费 用	除了日常生活开支，基本上不需要什么费用

❗ 请月嫂照顾

现在，越来越多的年轻父母选择花钱请月嫂来照顾月子里的孕妈妈。对新妈妈来说，月嫂可以为自己和宝宝提供24小时专业的月子护理，解决了新妈妈的后顾之忧，让宝宝在月子里健康成长，而且养成良好的生活习惯；孕妈妈也得到了充分的休息和心灵沟通，避免出现产后抑郁症。

请月嫂照顾月子的优劣	
优　点	相比家人照顾，月嫂的服务更专业。年轻的父母身边有一个专业人员为其提供指导，并分担护理工作，不仅可以帮助父母更快进入角色，而且对新妈妈的身体恢复和宝宝的健康成长都很有帮助
缺　点	价格有点贵
费　用	月嫂费用从4 000~10 000元不等，一般以28天为单位收费，级别越高，收费越高

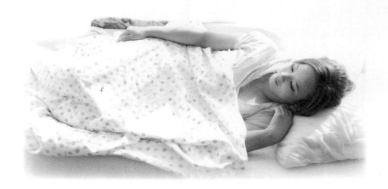

❗ 去月子中心

一些女性在医院分娩后，选择直接住进月子中心，让月子中心的医护人员来打理。

去月子中心的优劣	
优　点	在月子中心，孕妈妈有更多的时间练习体形恢复体操，而且在饮食、生理、精神等各方面都能得到专业的护理，能够在最短的时间内恢复最佳状态，及时投入工作
缺　点	在月子中心，很多孕妈妈会完全把宝宝交给护士照顾，这样容易忽略自己和宝宝的情感交流
费　用	一个月的费用平均在20 000～30 000元，有些VIP病房的收费在30 000元以上，价格比较昂贵

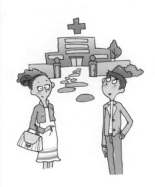

🔅 新妈妈身体出现的变化

宝宝出生之后，妈妈身体的各个器官也有了一定的变化，同时会出现一些临床症状，比如疲劳、出汗增多、阴道排出大量的分泌物，同时伴有便秘、排泄异常等。此时，新妈妈要接受自己产后身体的变化。

● 产后恶露 ●

子宫蜕膜组织破裂脱落时排出的分泌物被称为恶露，和日常生活中的月经非常相似，这种现象会在产后持续2～4周。因为在产后的一段时间内很容易引起感染，所以一定要留意自己身体出现的各种变化。如果出血量较大，停止后又出血，恶露气味不好、身体发热，这些很可能是子宫感染的迹象，所以要及时向医生、护士或有过分娩经验的人询问。

第一天	第七天	第十二天	三周后	五周后
鲜红色	暗红色	黄　色	白　色	透　明
产后专用卫生巾	产后专用卫生巾	生理期卫生巾	生理期卫生巾	若还继续流出，用普通卫生巾即可

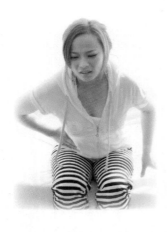

❗ 腰腿痛

许多新妈妈在分娩后或多或少地都会感到腰腿酸痛。这是由于分娩的时候，妈妈多采用仰卧位，大部分时间都是躺在产床上，并且不能自由活动，伴随分娩时消耗掉大量的体能和热量，腰部和腿部的酸痛感会加剧。所以新妈妈在产后感到腰腿酸痛一般属于生理性变化。

❗ 子宫变化

产后2～3天，子宫颈部开始生长黏膜，大约1周的时间，黏膜完全再生。子宫在产后4～6周时恢复到原有的状态。此过程中会出现不规则的收缩和松弛，妈妈会感觉到产后痛。产后扩张的子宫颈部慢慢恢复正常，1～2周后宫口闭合。子宫功能开始恢复正常。

❗ 乳房变化

产后2～3天，妈妈的乳房在雌激素、孕激素、催乳素的刺激下，乳腺导管和乳腺腺泡会进一步发育，双侧乳房会充血而开始发胀、膨大，有胀痛感及触痛。分娩后，由于内分泌激素发生变

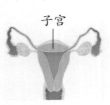

子宫

化，垂体可分泌催乳素，当宝宝吸吮乳头时，可经神经纤维将这种刺激传入中枢神经系统，使垂体催乳素分泌增加，从而使乳汁分泌增多，同时也可刺激垂体后叶释放催产素，使乳腺腺泡周围肌上皮细胞收缩将乳汁排出。初产新妈妈乳房胀痛明显，此时乳母应得到充分的休息和睡眠，避免精神刺激和乳房感染，才会使乳房分泌乳量逐渐增多。

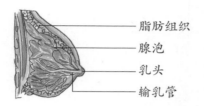
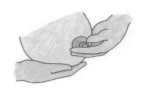

脂肪组织
腺泡
乳头
输乳管

⚠ 内分泌变化

随着宝宝的娩出，新妈妈身体内分泌的雌激素和孕激素水平下降，阴道皱襞减少。同时，各种腺体的功能，比如外阴腺体的分泌功能和抵抗力也开始减弱。内分泌系统疾病不仅会表现在女性面部长黄褐斑、乳房肿块和子宫肌瘤，还可能引起免疫系统疾病、骨质疏松症、高脂血症等病症。治疗时应着重从调理气血、化瘀散结等方面着手。多吃新鲜蔬菜及高蛋白、低脂肪的食物；还应保持每天都吃一定量的水果，以补充体内水分和营养的代谢。

⚠ 阴道松弛

产后阴道松弛有很多原因，如分娩过程中由于引产造成的阴道损伤，多次分娩，产后缺乏运动，产褥期盲目减肥，不注意营养或者过于劳累进而导致盆腔肌肉群恢复不良等。阴道本身有一定的修复功能，产后出现的扩张现象3个月后即可恢复。但经过挤压撕裂，阴道中的肌肉受到损伤，其恢复需要更长的时间。另外，产后需要及时通过一些锻炼来加强阴道弹性的恢复，促进阴道紧实。

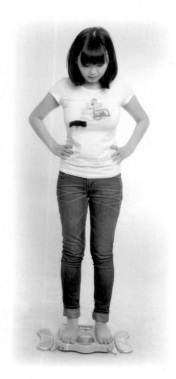

⚠ 尿失禁

尿失禁是产后新妈妈的常见问题。导致尿失禁的原因首先是女性尿道相对比较短；其次是分娩时胎儿通过产道，使得膀胱、子宫等组织的肌膜受伤、弹性受损、尿道松弛而失去应有的控制功能。为了避免出现尿失禁的现象，新妈妈应避免过早劳动，注意预防便秘，还要有意识地经常做提肛运动，慢慢恢复盆底肌肉的收缩力，一段时间后尿失禁便会自行缓解并消失。如果情况仍未好转，要及时去医院就诊。

❶ 出汗

其实，女性在产后，除了感到异常疲乏外，还常有多汗现象，这完全是一种生理现象，和女性特有的新陈代谢活动有密切关系，并非"虚"。

众所周知，女性怀孕之后，为了满足胎儿生长及发育的需求，母体的循环血量较怀孕前增加了1/3左右。同时，激素水平的升高、物质及能量代谢的增快，使大量的水分和钠盐滞留下来，以适应妊娠后的母体状态。但是，分娩之后，如同一个包袱落地，新妈妈的负担大为减轻，因而代谢水平和内分泌活动显著降低，机体不再需要过多的循环血量，潴留的钠盐和水分就成多余的了，必须及时排出体外，这样才能减轻心脏的负担，有利于机体全面恢复。

序　号	人体排泄水和盐分主要通过3个途径
1	经肾脏的过滤作用，形成尿液排出体外
2	经肺的呼吸活动，从呼出的气体中以水蒸气的形式带走一部分
3	通过汗腺由皮肤表面，以汗液的方式排出

在产褥期，新妈妈不仅尿多，而且管理汗腺的交感神经兴奋占优势，汗腺的分泌活动也增加，从而使新妈妈在产后出汗较多。由此可见，产后多汗是机体在产后进行自我调整的表现，所以不需要任何特殊治疗，只是新妈妈应注意避免出汗后伤风受凉。

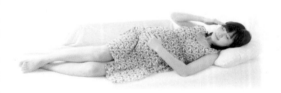

🔘 产后要及早下床活动

孕妈妈如果原本身体健康，在恢复体力后，可于产后6~8小时坐起来，12小时后自己走到厕所排便，次日便可随意活动及行走。

及早下床活动，可以促进孕妈妈身心的恢复，并有利于子宫的复原和恶露的排出，从而减少感染机会，促使身体早日恢复，还可减少产褥期各种疾病的发生。例如，及早活动可以减少下肢静脉血栓形成的发生；使膀胱和排尿功能迅速恢复，减少泌尿系统的感染；促进肠道蠕动，加强胃肠道的功能，以增进食欲，减少便秘的发生；并可促进盆底肌肉、筋膜紧张度的恢复等。

产后不要总是仰卧，要经常侧卧及俯卧。这样不但可以防止子宫后倾，且有利于产后恶露的排出。剖宫产的孕妈妈术后平卧6小时后，要翻身、侧卧，术后24小时可以坐起，如技术条件好的医院则可以下地短时间活动，条件一般的医院则48小时后开始在床边活动，术后可以哺乳。剖宫术后，及早下床活动，可以减少术后肠粘连。

但一开始活动时间不宜过长，以免过度疲劳，可逐步增加活动量。至于下床活动的时间，要根据孕妈妈身体情况，因人而异。

对那些体质较差及难产手术的孕妈妈，不可勉强其过早下床活动，但是要把及早活动的好处告诉她们，让她们自己量力而为。

提倡及早下床活动，指的是做轻微的床边活动，并不是过早地进行体力活动，更不是过早地从事体力劳动，这样才能防止发生阴道壁膨出或子宫脱垂。

💡 夏季坐月子要避免中暑

我国的七八月份正是盛夏时节，孕妈妈最怕在这个时候生宝宝，可有时宝宝的降生又身不由己。因为她们听说孕妈妈坐月子时不能受凉吹风，要穿得暖和，否则月子里受凉就会得病。于是，很多孕妈妈就是在盛夏也要捂着，身穿长衣、长裤，紧缚袖口、裤脚，紧闭门窗，睡觉时还要蒙严被子，既不外出乘凉，也不敢用扇子扇风。产房里变得高温、潮湿、空气不流通，结果使孕妈妈的汗腺处于麻痹状态，丧失排汗功能，身体产生的热能不能及时排出而在体内蓄积，导致体温调节中枢的功能障碍，加上产褥期孕妈妈身体虚弱，对高温、潮湿和空气不流通的环境适应能力比孕前有所降低，在这样的环境里特别容易中暑。

正常情况下，人体有3种散热方式：辐射、对流和蒸发，而且受大脑体温中枢的调节，使人的体温总是保持在37℃左右。当外界环境的温度低于37℃时，人体除了靠呼吸和排泄大小便散发一部分热能外，主要靠皮肤的蒸发和空气对流散热。如果周围环境温度较高，气温接近身体表面的温度，通过蒸发和对流来散热就显得困难了，这时正常人体全靠大量出汗来散热，达到降低体温的目的。

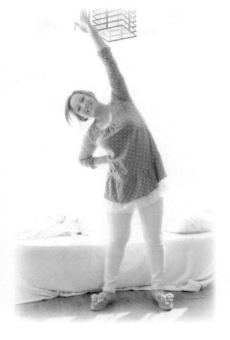

孕妈妈如果有头晕、眼花、耳鸣、恶心、胸闷、多汗、四肢无力等现象出现，即使体温正常，也可能是中暑的先兆。这时，如果采取措施，使室内通风、降温，给孕妈妈口服十滴水、人丹或藿香正气水（丸、片），以上中暑的症状一般都会消失。如果处理不及时，孕妈妈的病情就会加重，出现面色潮红、皮肤湿冷、大量出汗、胸闷心慌和恶心呕吐，体温可以上升到38.5℃左右，全身布满痱子，但神志还是清醒的，这时候，孕妈妈已经处于轻度中暑的状态。因此，家属应当赶快把病人转移到通风凉爽的地方，敞开前胸，用冰袋或冷水毛巾敷在孕妈妈的额、颈、腋窝和腹股沟等处，也可用冰水或白酒浸擦全身，以便尽快降低病人的体温。同时，给病人喝一些凉盐开水或盐汽水等，并抓紧时间将病人送到医院救治。如果上述中暑症状仍没能及时被发觉和处理，病情就会急剧发展到重度中暑，出现昏迷、抽搐、呼吸短促、血压下降、面色苍白、皮肤干燥无汗，体温可高达40℃以上，这时孕妈妈特别容易出现生命危险。因此，孕妈妈在夏天坐月子时要特别注意预防中暑。

🔘 这些事情到底能不能做

●坐月子是否可以洗澡●

一般产后一周可以洗澡，但必须擦浴，不能盆浴，以免洗澡水中的细菌进入生殖道而引起感染。6周后可以淋浴。月子期新妈妈的会阴部分泌物较多，每天应用温开水清洗外阴部。勤换卫生巾并保持会阴部的清洁和干燥。恶露会在产后4～6周逐渐消失。

●坐月子是否可以洗头●

分娩过程中，新妈妈会大量出汗，而产后汗液会更多，新妈妈的头皮和头发会变得很脏。这个时候如果按照老规矩不洗头，不仅味道难闻，还可能引起细菌感染，并造成脱发、发丝断裂或分叉。因此，月子里只要新妈妈的健康情况允许，是可以洗头的。

1. 洗头时可用指腹按摩头皮，洗完后立即用吹风机吹干，避免受冷气吹袭。

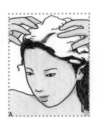

2. 洗头时的水温要适宜，不要过凉，最好保持在37℃左右。

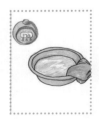

3. 不要使用刺激性太强的洗发用品。

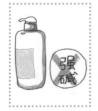

4. 新妈妈梳理头发最好用木梳，避免产生静电，刺激头皮。

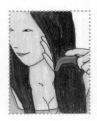

•坐月子可以刷牙吗•

新妈妈坐月子期间，进食次数较多，吃的东西也较多，如不注意漱口刷牙，容易使口腔内细菌繁殖，发生口腔疾病。过去，有很多女性盲目信奉"老规矩"——坐月子不能刷牙，结果坐一次月子毁了一口牙。新妈妈每天应刷牙一两次，可选用软毛牙刷轻柔地刷动。在每次吃过东西后，应当用温开水漱口。刷牙时需要注意以下4点：

序　号	注意事项
1	妈妈身体较虚弱，正处于调整中，对寒冷刺激较敏感。因此，切记要用温水刷牙，并在刷牙前先将牙刷用温水泡软，以防冷硬的牙刷对牙齿及齿龈刺激过大
2	每天早上和睡前各刷牙一次，如果有吃夜宵的习惯，在吃完夜宵后再刷一次
3	产后前几天可用指漱，即把示指洗净或在示指上缠上纱布，把牙膏挤于手指上并充当刷头，在牙齿上来回擦拭，再用手指按压齿龈数遍

坐月子期间一定不要做的事

•坐月子期间不要哭•

这个说法是有道理的。女性产后雌激素水平急剧下降，伤口还未愈合，又可能有哺喂母乳遭遇挫折、身材改变、不知如何照顾新生儿等问题，容易感到抑郁，甚至哭泣。

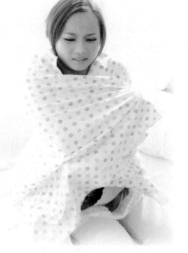

中医认为肝开窍于目，为精血所养，产后本已气血耗损，如果再哭泣则更伤精血，可能会对眼睛造成伤害。因此，希望新妈妈尽量不要哭泣，看电视时也不要选那种容易被感动的节目，要好好休养。丈夫及家人也要多多给予支持，帮助新妈妈渡过这个难关。

•月子后不能久站、久蹲•

有些新妈妈以为，只要出了月子就表明身体恢复得差不多了。于是，一出了月子就不在意久站、久蹲或剧烈运动了。其实，盆腔里的生殖器官在这时并没有完全复位，功能也没有完全恢复。如果不注意防护，仍然会影响生殖器官复位。

•坐月子期间不能长久看书或上网•

产后过早或长时间看书、上网，会使新妈妈，特别是孕期并发妊娠期高血压疾病的新妈妈眼睛劳累，日后再长久看书或上网容易发生眼痛。所以，在月子里不宜多看书或上网，应待身体康复后量力而行。

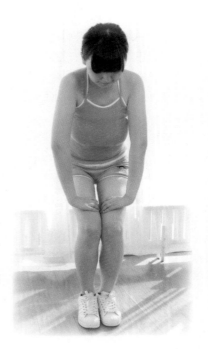

💡 新妈妈要"四避"

•避风•

妊娠和分娩对女性来说是一个巨大的体力消耗过程，产后虚弱，免疫功能降低，稍有不慎就会被传染上疾病。闭门不出，减少与公共场所的灰尘、细菌、病毒等接触的机会，有利于预防疾病。但避风也要适当，新妈妈居室不能有过堂风即可，适当的空气流通，对保持空气新鲜还是必要的。

•避客•

新妈妈身体虚弱，加之夜间要频繁哺乳，照顾宝宝，需要抓紧时间适当多休息。宝宝神经功能尚未发育完全，稍有响动就容易受到惊吓，所以月子里尽量谢客，减少打扰、噪声和传播疾病的机会，这对母婴都是一种关心和爱护。

•避性生活•

有一些女性坐月子时，常由妈妈或婆婆陪床睡觉，其意在使其丈夫夜间回避。这样不仅可以对母婴进行较好的照顾，而且对那些缺乏卫生知识和经验的新妈妈来说也很有必要。

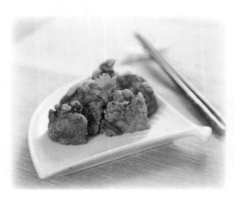

•避辛辣油腻•

新妈妈身体消耗大，卧床休息多，还要给宝宝哺乳，油炸、油腻食物及辛辣、不易消化的食物，容易导致便秘，还会影响乳汁分泌，通过乳汁分泌刺激宝宝诱发湿疹、腹泻等疾病。让新妈妈喝红糖水、鸡汤、鱼汤、小米粥等习俗都是好的。如果再配以适量的蔬菜、水果，这样就更有益于新妈妈身体复原和哺乳。

可以绑腹带

坐月子期间必须特别注意防止"内脏下垂"，因为内脏下垂可能是所有妇科病及未老先衰的根源，并会因此而产生小肚子，故在坐月子期间需勤绑腹带以收缩腹部并防止内脏下垂。如果原本即为"内脏下垂"体形者，亦可趁坐月子期间通过勤绑腹带来改善。

• 绑腹带时的注意事项 •

腹带为一条很长的白纱带，长950厘米、宽14厘米，准备两条以便替换。因产后需热补，容易流汗，如果汗湿时应将腹带拆开，并将腹部擦干，再撒些不带凉性的痱

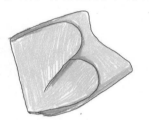

子粉后重新绑紧。如果汗湿较严重时，则需更换干净的腹带。如果使用一般的一片粘的束腹或束裤，不仅没有防止内脏下垂的效果，反而有可能压迫内脏令气血不通畅，使内脏变形或产生胀气而造成呼吸困难或下腹部突出的体形，请特别注意。

绑腹带的注意事项	
尺　寸	腹带一般为透气的白纱布，长950厘米、宽14厘米
用　量	因为不穿衣裤（先绑好腹带后再将内裤穿上），平贴皮肤，容易汗湿，需准备两条来替换
功　能	防止内脏下垂，可收缩腹部
开始绑的时间	顺产者应在产后第2天，剖宫产者应在产后第6天（5天内用束腹）
每日拆绑时间	三餐前须拆下，重新绑紧再吃饭；擦澡前拆下，擦澡后再绑上；产后两周24小时绑着，松了就重绑；第三周后可白天绑，晚上拆下
清洗方式	用冷洗精清洗，再用清水过净后晾干即可，切勿用洗衣机洗，因为易皱

●腹带的绑法及拆法●

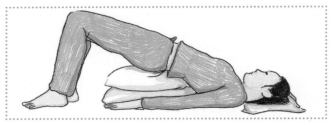

1. 仰卧、平躺，把双膝竖起，脚底平放在床上，膝盖以上的大腿部分尽量与小腿成直角；臀部抬高，并于臀部下垫两个垫子。

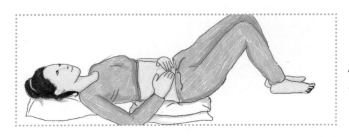

2. 双手放在下腹部，手心向下，将内脏往心脏的方向按摩。

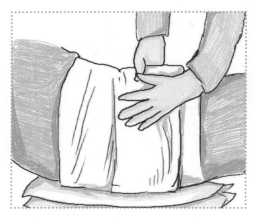 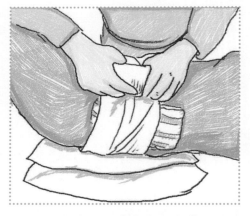

3. 分两段式绑，从耻骨绑至肚脐，共绑12圈，前7圈重叠缠绕，每绕1圈半要"斜折"一次，后5圈每圈往上挪高2厘米，螺旋状地往上绑，最后盖过肚脐后用安全别针固定并将带头塞入即可，每次需绑足12圈，若腹围较大者需用3条腹带接成两条来使用。

4. 太瘦、髋骨突出、腹带无法贴住肚皮者，需要先垫上毛巾后再绑腹带。拆下时需要一边拆一边卷回实心圆筒状备用。

产后内衣的选择

在分娩之后，怀孕前纤瘦的身材已变成浓浓的"妈妈味道"，再加上怀孕期间体重上升的幅度大，新妈妈如果想早日恢复往昔苗条的身材，必须好好努力一番才行。另外，身体内脏经过分娩时剧烈的挤压，也必须好好休养，才能恢复原状。产后坐月子期间，身材还是大一号，可继续穿着孕妈妈内裤；而要哺乳的新妈妈，则须事先购买哺乳胸罩，方便哺喂母乳。

再者，坐月子期间可以开始穿戴束腹带、腰夹以帮助恢复腹部肌肉及子宫收缩，束腹裤、提臀裤、调整型塑身内衣可以在坐月子后期穿着，从而帮助新妈妈尽快恢复窈窕多姿的身形。

●哺乳胸罩●

专为哺喂母乳的新妈妈所设计，减少喂母乳时必须穿脱的麻烦。目前有前开式设计（无钢丝）、全开式设计（软钢丝）、露出乳头及乳晕部分（软钢丝）。选购原则如下：

序　号	哺乳胸罩的选择
1	选择适合的尺寸：注意尺寸和穿戴的方式，如果穿着不适合，可能会有乳房下垂的情形发生
2	建议选购数量：购买2～3件，以便换洗

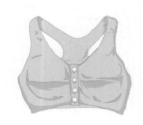

●妈妈内裤●

主要是在坐月子期间使用，可选择使用纸裤或依旧穿着孕妈妈内裤来度过这段产后"尴尬期"。选购原则如下：

序　号	孕妈妈内裤的选择
1	方便使用：纸裤用完即丢，是很方便的选择
2	建议选购数量：可先购买1包试用，如果恶露变少，可换穿一般内裤

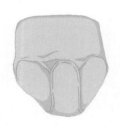

●束腹带●

分娩之后使用，能加强产后腹部肌肉的恢复、子宫收缩及帮助剖官产妈妈止痛、止血及固定伤口。最好选择舒适的材质，每天使用束腹带的时间很长，要注意材质舒适感。

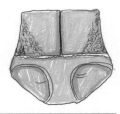

● 束腹裤 ●

兼具束腹和内裤的双重功能，防止臀部下垂，加强腹部肌肉恢复，美化大腿。束腹裤有长短之分。剖宫产的妈妈因肚子上有伤口，坐月子期间不适合使用。选购原则如下：

序 号	束腹裤的选择
1	大小适中的尺寸：穿束腹裤要依据当时的身材来选择，束腹的程度应采取渐进式，千万不要一开始就穿着太紧的尺寸，以免造成压迫，导致血液循环不良
2	依个人需求选购：长束腹裤修饰面积大，包括腹部、臀部、大腿；短束腹裤主要修饰腹部、臀部。应依照个人的接受程度及需求来选择

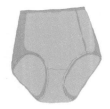

● 提臀裤 ●

分娩后，新妈妈臀部的肌肉会明显下垂，提臀裤具有强力的塑形功能，将臀部赘肉提高、缩紧，才能恢复完美的身材曲线。最好选择开高衩、松紧适中的设计，且必须能包覆整个臀部的提臀裤。

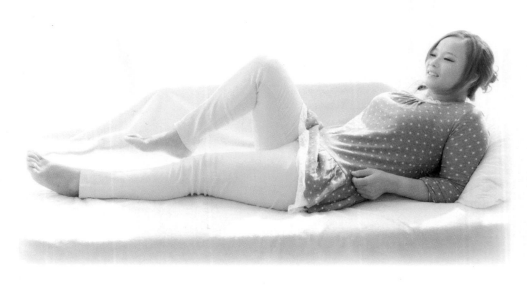

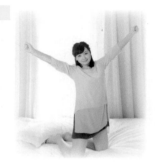

第三节 新妈妈的身体护理

新妈妈关注自己多一点，才会更顺利地接下照顾宝宝的重担。分娩过程只是当妈之路的开始，新妈妈只有做好自己的身体护理工作，才能增添足够的信心去照顾好宝宝，顺利实现当妈职责。

◎ 新妈妈如何清洗阴部

分娩时，由于胎儿压迫会阴部，以及医生助产时在会阴部操作，产后会阴部常会发生充血和水肿，还可能有程度不同的会阴部撕裂伤或有会阴侧切的伤口。另外，由于产后阴道内不断有恶露排出，所以，若不注意加强会阴部的清洗和护理，常易引起会阴部和生殖系统的感染。

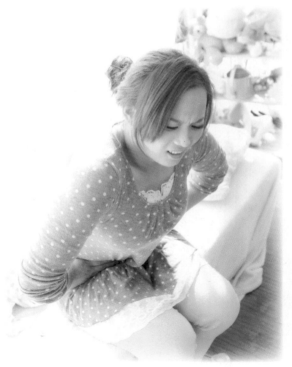

●产后多久开始清洗阴部●

孕妈妈在产后因阴道受到损伤，在医院内的前3天，每天均有护士清洁外阴，必要时可以自己增加清洁的次数，回家后自己每天清洗外阴1～2次即可，使用温水，清洗顺序应该从前往后。保持外阴的清洁，可以防止产褥期感染。

●不能使用碱性肥皂●

孕妈妈不能使用碱性肥皂清洗阴部，应尽量选择刺激性较小的婴儿浴皂。孕妈妈自身免疫平衡不稳定，碱性物质很容易破坏阴部弱酸性环境的灭菌"护阴"作用。

💡如何护理剖宫产伤口

•注意阴道出血•

剖宫产孕妈妈的子宫出血较多，应经常看一下阴道出血量，如远超过月经量，应通知医生，及时采取止血措施。

•预防伤口感染•

剖宫产孕妈妈的刀口愈合约需一周。如果皮下脂肪较厚，容易发生刀口脂肪液化。剖宫产刀口的护理必须遵循两个原则：一是保持干爽；二是定期视情况换药，但是不可天天换，以免刀口刚愈合又撕裂。由于刀口会疼痛，要特别注意翻身的技巧。

要　点	做　法
一周内不碰冷水	第一周内不可接触过冷的水，洗脸、洗手也要用温水
保证刀口清洁	一周内尽量保持刀口干爽并视情况换药，若有渗湿或出血应马上通知护理人员
止　痛	如刀口疼痛，可视情况服用止痛药
保证刀口干爽	洗澡需采用擦浴的方式。刀口未愈合前勿弄湿，如果弄湿，必须立即擦干
运动前用手捂住刀口	在咳嗽、笑、下床前，以手或束腹带固定刀口部位
翻　身	翻身的时候，用一手扶住刀口，另一手抓住床边扶栏，利用手部力量翻身（而不是肚子的力量）
下　床	下床时先围上束腹带，用手脚的力量将身体移到床边，然后请家人帮忙摇高床头，侧身扶住床沿，先放下一只脚，再放下另一只脚，之后坐5分钟再下床，家属应在旁适时扶助

🦷 产后42天复查

●盆腔检查●

由医生用肉眼观察外阴、阴道、宫颈是否有异常，并触摸子宫、卵巢有没有异常。这种最基本的检查可以发现外阴和阴道炎症、病毒感染（如尖锐湿疣）、宫颈炎、子宫肌瘤、卵巢囊肿、子宫脱垂等常见的疾病。检查方法简单，没有痛苦。

●内科检查●

对有产后并发症的妈妈，如患有肝病、心脏病、肾炎等，应该到内科检查。对怀孕期间有妊娠期高血压疾病的新妈妈，则需要检查血和尿是否异常，检查血压是否仍在继续升高，如有异常，应积极治疗。另外，对产后无奶或奶少的新妈妈，应请医生进行指导，或进行食物、药物治疗。

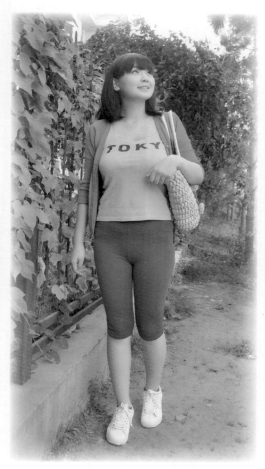

●宫颈刮片检查●

宫颈刮片检查是用一个小木片或塑胶刷在宫颈上轻轻刮一下，许多宫颈的细胞就会被刮下来。这种检查适用于检查宫颈癌，因为宫颈癌是女性最常见的恶性肿瘤，而且宫颈癌与常见的宫颈糜烂难以用肉眼区别。刮下来的细胞经显微镜检查后可以确定有没有患宫颈癌。

●白带常规检查●

取少量白带，由医生在显微镜下检查是否有阴道炎症，以便指导治疗。还可以将白带送到化验室检查衣原体、支原体、淋病等性传播疾病。

第四节 新妈妈的身体保健

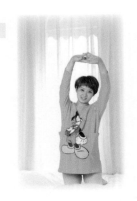

产后，新妈妈身体的各个部位开始进入恢复期，这时一定要做好保健措施、呵护好自己的身体，以便促进身心尽快恢复。要多多注意身体变化，如遇产后疾病，应及时去医院进行检查。

产后为什么会发胖

•肥胖标准和计算法•

有些孕妈妈由于产后身材比孕前稍胖便伤心不已，以为自己已经进入肥胖者的行列，其实，她们有的体重并没超标。判断一个人是否发胖，不仅与脂肪增多有关，而且与体重的增加有关。最简单的体重计算法是身高（厘米）减去105，所得出的数字（千克），便是"标准体重数"。

•肥胖的原因•

许多孕妈妈认为，怀孕之后，胎儿优生需要营养；分娩之后，欲使奶水充足，孕妈妈更需增加营养。于是，怀孕期间摄入过量的高蛋白、高营养食物，产后又大补特补。加上孕妈妈少动，产后卧床时间过多，摄入多、消耗少，使得过多的热量、蛋白质转化成脂肪积聚在皮下。脂肪越积越厚，人也就胖起来了。

•如何避免肥胖•

为避免孕妈妈发胖，保持健美的身材，不管是否具有使人发胖的基因，只要注意保持青春向上的心理，注意科学、合理的孕产期饮食调配，并亲自哺乳宝宝；尤其要注意产后早活动，加强积极的体育锻炼，就能达到瘦身减肥的目的。

注意乳房的清洁

在正常哺乳结束以后，新妈妈要用温清水将乳晕和乳头擦拭干净。切忌使用香皂和乙醇之类的化学品来擦洗乳头，否则会导致乳房局部防御能力下降，乳头干裂而导致细菌感染。

新妈妈可以先用温水将乳晕和乳头擦洗干净，然后把毛巾稍稍拧干，呈环形敷在乳房上。两条毛巾交替使用，每2～3分钟更换一次毛巾，反复做15分钟，敷至皮肤呈微红色，即可达到效果。

月经什么时候可以恢复

新妈妈刚分娩后每天都有阴道流血，叫作"恶露"。其量由多渐少，颜色由深变浅，停止的日期因人而异，有的为半个月，多数为一个月。如果四十多天恶露还未消失，或消失数日又突然流血，此时应去医院检查。

月经的恢复与哺乳有一定关系。不哺乳的新妈妈，产后4~6周就会来月经，但是喂母乳的妈妈恢复月经会比较晚。

乳房胀痛怎么办

在产后的2~3天，乳腺开始分泌乳汁之前，由于静脉充盈、淋巴潴留及间质水肿，乳房出现膨胀。此时，仅有少量初乳而乳房却充满硬块，碰一下就痛，可能腋窝还有肿大、变硬和作痛的淋巴结或副乳腺。一般不发热，即使体温上升，也不会超过38℃。乳胀持续一两天后，即自行消退，乳腺正式开始分泌乳汁。如果乳房极度膨胀，疼痛剧烈难以忍受，可采取下列措施：

序 号	缓解方法
1	用乳罩将乳房向上兜起、托住
2	哺乳前，用湿毛巾热敷乳房或在湿毛巾上放个热水袋以促使乳汁畅流
3	哺乳间歇，用湿毛巾冷敷乳房以减轻局部充血，夏季可用冰袋
4	如果宝宝吮吸能力不足，可用吸乳器吸出喂哺
5	中药鹿角粉，每天9克，分2次服，用少量黄酒冲服更好，有消胀、催乳的作用

如何下奶

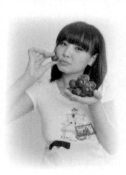

•注意"食"效•

新妈妈应当保持每日喝牛奶的良好习惯（分娩后不要马上喝，否则容易胃胀，感觉肠胃好了再开始喝），多吃新鲜蔬菜、水果。总之吃得"好"不是所谓的大补，传统观念每天食用大量的猪蹄、鸡汤、鲫鱼汤，汤中的高脂肪不仅会堵塞乳腺管，不利于母乳分泌，还会让新妈妈发胖。所以要吃得对，既能让自己奶量充足，又能修复元气且营养均衡不发胖，这才是新妈妈希望达到的月子"食"效。

●两边的乳房都要喂●

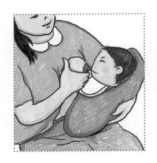

如果一次只喂一边，乳房受到的刺激减少，自然泌乳也少。每次喂奶，两边的乳房都要让宝宝吮吸到。有些宝宝食量比较小，吃一边乳房的奶就够了，这时不妨先用吸奶器把前部分比较稀薄的奶水吸掉，让宝宝吃到比较浓稠、更富营养的奶水。

●多多吮吸●

新妈妈的奶水越少，越要增加宝宝吮吸的次数；由于宝宝吮吸的力量较大，正好可借助宝宝的嘴巴来按摩乳晕。喂得越多，奶水分泌得就越多。新妈妈要多与宝宝的肌肤接触，宝宝对乳头的吸吮是母乳分泌的最佳刺激。每次哺乳后要让宝宝充分吸空乳房，这有利于乳汁的再产生。

●保持好心情●

母乳是否充足与新妈妈的心理因素及情绪、情感关系极为密切。所以，新妈妈在任何情况下都要不急不躁，以平和、愉快的心态面对生活中的一切。

●避免乳头受伤●

如果新妈妈的乳头受伤、破皮、皲裂或流血并导致发炎时，就会影响乳汁分泌。为避免乳头受伤，建议新妈妈采用正确的喂奶姿势，控制好单侧的吮吸时间，否则乳头很容易反复受伤。

●充分休息●

因为夜里要起身喂奶好几次，晚上睡不好觉，所以会使奶水量减少。哺乳新妈妈要注意抓紧时间休息，白天可以让丈夫或者家人帮忙照看一下宝宝，自己抓紧时间睡个午觉。还要学会如何在晚间喂奶的同时不影响自己的睡眠。每天争取10小时的睡眠，睡时要采取侧卧位，以利于子宫复原。

💡 哺乳后乳汁残留的对策

喂奶姿势以坐位为好，把宝宝抱在怀里，头的一侧稍抬高。最好不要侧卧喂奶，尤其在夜间，妈妈容易打瞌睡，不但容易压着宝宝，乳房也容易堵塞宝宝的口鼻，会使宝宝窒息。

每次哺乳时，应先将一侧乳汁吸空后，再吸另一侧。如果哺乳后仍有剩余的乳汁，要把它排空，可用手挤除或用吸奶器吸净，不让乳汁残留在里边。有的妈妈担心乳汁量不足，授乳后有残留，也舍不得挤出去，留着下次再喂，以为奶量能多些，其实这样做是不正确的，效果也适得其反。因为只有当乳汁全部排空后，才能有利于乳汁分泌。如果不排空乳汁，分泌量反而会减少。

什么样的恶露是正常的

新妈妈分娩后，随着子宫内膜（特别是胎盘附着地方的内膜）脱落，子宫分泌的黏液等也随之从阴道内流出，这就是恶露。正常的恶露有些血腥味，但是不臭，总量在500～1 000毫升。

一般情况下，恶露大约在产后3周就停止了。恶露是产后身体恢复的直接表现，新妈妈应经常观察恶露情况是否正常，尤其要注意恶露的质与量、颜色与气味的变化，以此可估计子宫恢复的快慢及判断有无异常。

●恶露正常的变化●

产后第一周，恶露量较多，颜色鲜红，含有大量的血液、小血块和坏死的蜕膜组织，称为红色恶露。

一周以后至半个月内，恶露中的血液量减少，较多的是坏死的蜕膜、宫颈黏液、阴道分泌物及细菌，使得恶露变为浅红色的浆液，此时的恶露称为浆性恶露。

半个月以后至三周以内，恶露中不再含有血液了，但含大量白细胞、退化的蜕膜、表皮细胞及细菌，使得恶露变得黏稠，色泽较白，所以称为白色恶露。白色恶露可能会持续2～3周。

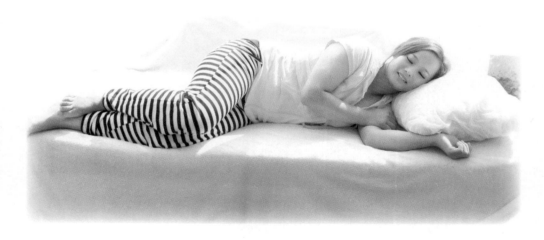

● 恶露异常现象 ●

如果产后两周恶露仍然为血性，且量多，伴有恶臭味，有时排出血块样的东西，或者胎膜样物，这说明子宫内可能残留有胎盘或胎膜，随时有可能发生大出血，应立即去医院诊治。

产后发生产褥感染时，会引起子宫内膜炎或子宫肌炎。这时，新妈妈伴有发热、下腹疼痛、恶露增多并有异味，颜色也不是正常的血性或浆液性，而呈混浊、污秽的土褐色等，应及早与医生联系并解决。

尿潴留是在月子里常见的不适，不仅可能影响子宫收缩，导致阴道出血量增多，也是造成产后泌尿系统感染的重要因素，给妈妈带来生理和心理上的诸多困扰。

● 多坐少睡 ●

新妈妈不要经常躺在床上，因为躺在床上容易降低排尿的敏感度，这就有可能阻碍尿液的排出。顺产的妈妈可于产后6～8小时坐起来，适度下床走动；剖宫产的妈妈术后24小时也可以坐起来。

● 水蒸气熏疗 ●

在盆里放上热水，水温控制在50℃左右，然后直接坐在热水里浸泡，每次5～10分钟。也可以用开水熏下身，让水蒸气熏到会阴部，注意保持身体不接触水，以免烫伤。

● 按摩刺激 ●

可采用按摩法刺激排尿，缓解尿潴留。在排尿前将手置于下腹部膀胱处，向左右轻轻地按摩10～20次；排尿后，再用手掌自膀胱底部向下缓慢推移按压，以减少膀胱余尿。

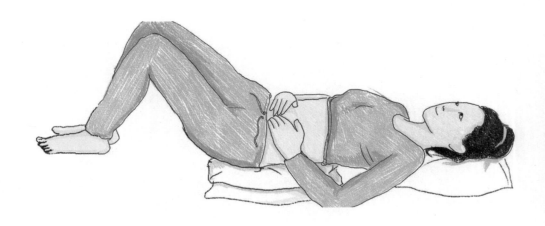

预防产后腰痛

新妈妈分娩后内分泌系统尚未得到调整，腹部肌肉也由于分娩而变得较为松弛，骨盆韧带也处于松弛状态。此外，产后照料宝宝要经常弯腰，或遇恶露排出不畅引起盆腔瘀血。因此，产后腰痛是很多新妈妈经常遇到的烦恼。

●避免经常弯腰●

将妈妈和宝宝经常换洗的衣物放在卧室衣橱适宜高度的抽屉里，以新妈妈站在衣橱前伸手可及为度。月子里的新妈妈在清理房间地板时应选用长柄扫帚、拖把和簸箕，以腰不会很快产生酸痛感为宜，每次清理时间不要过长。

●避免久蹲或久站●

新妈妈在自行给宝宝洗澡时，可把宝宝的洗澡盆放在高度适宜的茶几上或换尿布的台子上，旁边放上一把小凳子。这样就可以使新妈妈采取舒服的坐姿给宝宝洗澡，避免久蹲或久站。无法避免久站时，可交替性地让一条腿的膝盖略微弯曲，使腰部得到休息。

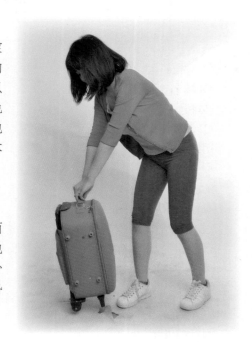

●不宜拿重物●

避免提过重或举过高的物体。抬重东西时，注意动作不要过猛。举起宝宝或举其他东西时，尽量利用手臂和腿的力量，腰部少用力。取或拿东西时要靠近物体，避免姿势不当闪伤腰肌。

产后腹痛

●产后腹痛的原因●

新妈妈分娩后下腹部疼痛是妇产科常见的病症，又称儿枕痛。

产后腹痛都是正常的生理现象，一般由于子宫收缩所致。子宫收缩时，引起血管缺血，组织缺氧，神经纤维受压，所以孕妈妈感到腹痛。当子宫收缩停止时，血液流通，血管畅通，组织有血氧供给，神经纤维解除挤压，疼痛消失，这个过程一般在1~2天内完成。

如果疼痛时间超过一周，并为连续性腹痛，或伴有恶露量多、色暗红、多血块、有秽臭气味，多属于盆腔有炎症，应请医生检查治疗。

序　号	产后腹痛的注意事项
1	如果腹痛较重并伴有高热（39℃以上），恶露秽臭、色暗，不宜自疗，应速送医院诊治
2	饮食宜清淡，少吃生冷食物。山芋、黄豆、蚕豆、豌豆、零食、牛奶、白糖等容易引起胀气的食物，也以少食为宜
3	保持排便畅通，便质以偏软为宜
4	孕妈妈不要卧床不动，应及早起床活动，并根据体力渐渐增加活动量
5	禁止性生活

●产后腹痛的食疗方剂●

肉桂红糖煎

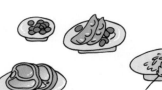

[材料]

桂皮6克，红糖12克。

[用法]

以上两味水煎服，每日服3次，连续服5天。

[功效]

补血益气，祛寒止痛。

[主治]

产后腹痛，属血虚型，喜温，喜揉，手足不温，恶露量少、色淡。

产后便秘

●产后便秘的原因●

1. 由于怀孕末期子宫增大，腹部和盆腔的肌肉被子宫撑松，部分肌肉纤维断裂而收缩无力，致使腹压减弱。再加上体质虚弱，不能依靠腹压协助排便，所以排便十分困难。

2. 产后身体虚弱，排便力量减弱，所以产后经常有便秘现象。

3. 在产后几天内一直卧床休息、活动减少，肠蠕动也不活跃，排便会有困难。

4. 产后的几天内饮食单调，缺乏膳食纤维，尤其缺少粗纤维，减少了对肠道的刺激。

•产后便秘的防治•

1. 注意饮食结构，要多吃富含膳食纤维的食物，如蔬菜、水果。

2. 加强产后锻炼，不要产后1个月不下床，这样会使新陈代谢减慢，也容易引起便秘。要适当活动，坚持做产后保健操，养成定时排便的好习惯。

3. 粪便已秘结，无法排出体外时，可使用开塞露，待粪便软化后就可以排出。

4. 如果连续出现便秘，可以服用缓泻剂。

序　号	生活注意事项
1	为了避免排便时用力过度，应多喝水、多吃新鲜水果，有条件的话，可适当吃全麦或糙米食品
2	常下床行走可帮助肠胃蠕动，促进排便
3	不要忍便，或延迟排便的时间，以免导致便秘
4	避免咖啡、茶、辣椒、酒等刺激性食物
5	避免油腻的食物
6	如果有便秘情况，可根据医生指导使用口服缓泻药或软便药
7	排便之后，使用清水由前往后清洗干净

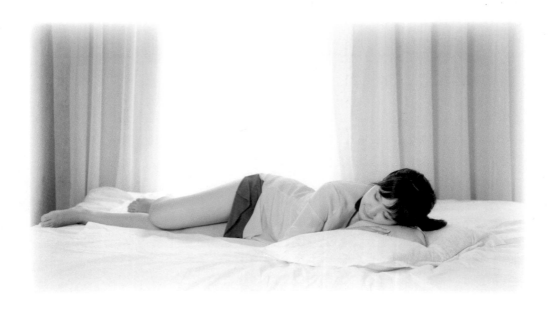

🅾 产后肛裂

• 肛裂的主要症状 •

❗疼　痛

当有便意时，肛门舒张，疼痛开始。疼痛的程度随着肛裂的大小和深浅的不同而不同。

❗便　血

排便时常在粪便表面或便纸上见有少量新鲜血迹，或滴鲜血。

❗便　秘

多数孕妈妈因恐惧排便时的剧痛，有意推迟排便时间和次数，使粪便在直肠内停留时间延长，水分被完全吸收，粪便变得干硬，导致便秘，从而会使裂口创伤加重，裂口加深，疼痛加重。

❗肛门湿疹和瘙痒

由于裂口溃疡面或皮下瘘管的分泌物，或肛门腺体流出的分泌物，刺激肛缘皮肤引起肛门湿疹和肛门瘙痒。

❗全身症状

剧烈的疼痛可加重精神负担，并影响休息，引起神经衰弱。

• 产后肛裂如何保健 •

❗扩肛保健法

右手示指涂上适量具有润滑作用的痔疮膏或抗生素膏，先在肛周轻轻按揉1分钟左右，然后将示指缓缓伸入肛门内约两个指节，将伸入肛内的示指向前后左右4个方向扩肛，持续3分钟。对有裂口及内括约肌瘢痕纤维处要适当加压用力，有利于内括约肌松弛。扩肛后，再在肛管口涂适量痔疮药膏。

❗便后坐浴

排便后最好用温水坐浴15～20分钟，一般无须加任何药物。如有肛裂迹象，则可加入适量的高锰酸钾。

肛裂经久不愈或疼痛难以忍受时，可到医院用0.5%普鲁卡因溶液10毫升在肛门基底做封闭注射，镇痛效果较好。也可在局麻下行肛裂切除术。

❗调节饮食结构

孕妈妈在食用鸡、鱼、肉、蛋等高蛋白质食物的基础上，合理搭配一些含纤维素较多的食物，如粗粮、新鲜蔬菜。适当选食土豆、红薯等食物，也有利于排便通畅。多喝些水、吃植物油，能直接润肠，后者在肠道中分解的脂肪酸也有刺激肠蠕动的作用，利于排便。少吃辛辣刺激性食物。

产后血压变化

•产后高血压的原因•

原发性高血压
孕妈妈本身就有易患高血压的因素，妊娠诱发了妊娠期高血压疾病，孕妈妈分娩后就出现了原发性高血压。

肾性高血压
如果孕妈妈原来患有肾脏疾病，如肾炎或慢性肾盂肾炎。妊娠前未曾发现患有该病，或因病情轻未引起注意，妊娠后被激发出妊娠期高血压疾病。对这部分孕妈妈来说，原有肾性高血压加重了，因此产后的高血压也不能降至正常。

产期应用升压药物
妊娠期高血压疾病的孕妈妈如果在分娩时大出血，血压下降，医生使用了升压药物，使血管对这种药物及其他因素的敏感性增加，就易导致产后高血压。

精神因素导致的高血压
产后精神紧张、宝宝哭闹、劳累、睡眠不足或家庭纠纷、月子期间精神不愉快等因素都容易诱发产后高血压。

•产后高血压怎么办•

如果孕妈妈是上述第四种原因引发的产后高血压，多吃些蘑菇、木耳、银耳、西蓝花、韭菜、海鱼、核桃、海藻类等。经过生活的调整和医生的治疗，是能够较快恢复正常的。如果是其他原因引起的产后高血压，则要入院进行仔细诊疗。产后高血压的危害比较大，如果长期耽搁，就可能引发心、脑、肾等多器官的损害。

•产后血压低怎么办•

日常生活预防
锻炼身体，增强体质；早上起床时，应缓慢地改变体位，防止血压突然下降；晚上睡觉将头部垫高，可减轻低血压症状；经常淋浴以加速血液循环，或以冷水、温水交替洗足。

药物治疗
当日常治疗无效时，就必须给予药物治疗，缓解症状，减少出现严重并发症的危险。

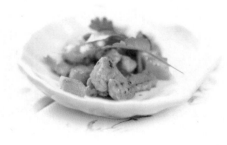

饮食治疗
加强营养，多食易消化的白色食物，如鸡、蛋、鱼、乳酪、牛奶等，多喝汤，多饮水，增加盐分摄入。

🔘 产后贫血应引起重视

● 产后贫血的症状 ●

产后轻微贫血者，除面色略苍白外，无其他明显症状；病情较重者，则可有面黄、水肿、全身乏力、头晕、心悸、胃纳减退、呼吸短促等症状。长期贫血，面色苍白，没有血色，并且严重影响身体健康，一定要进行相应的生活调理。

序　号	贫血的自我检测
1	有头晕的情况，尤其是坐着突然站起来的时候，两眼发黑
2	经常感觉疲劳，即使活动不多也会感觉浑身乏力
3	偶尔会感觉头晕
4	脸色苍白
5	指甲变薄，而且容易折断
6	呼吸困难
7	心　悸
8	胸口疼痛

● 产后贫血的调理 ●

⊕ 及时纠正

对产前已有贫血症状的孕妈妈应及时给予纠正，这样才能保证孕期不发生贫血。

⊕ 适当服用红糖

产后可适当服用红糖，因为红糖内含有较多的铁质、胡萝卜素、维生素B_2及锰、锌、铜等多种微量元素，有助于产后能量的摄取和铁的补充。

⊕ 饮食调理

多吃含铁丰富的食物，并保证维生素B_{12}、叶酸的摄入量。在孕妈妈日常菜单中，多加入一些动物的肝、肉类、蛋类、豆类及豆制品、牛奶、绿叶蔬菜、水果等。对中度或重度贫血患者，补充铁元素光靠饮食调节是不够的，可在医生的指导下服用一些铁剂。

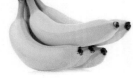

⊕ 服用维生素C

维生素C能够促进铁元素的吸收，可以多吃富含维生素C的蔬菜、水果，也可适当补充维生素片。

💡 子宫脱垂

• 子宫脱垂的原因 •

分娩时软产道过度伸展，支持子宫正常位置的韧带、筋膜、肌肉发生损伤和撕裂；宫口未开全即向下屏气用力；难产、急产、滞产等导致盆底组织损伤；提肛肌及会阴裂伤，裂伤后未能及时缝合，产后保健又不理想，以上均为造成子宫脱垂的常见原因。

分娩时未能很好地保护会阴，产后又未能及时修复，导致子宫的支持组织松弛或撕裂，从而为子宫脱垂创造了条件。

孕妈妈原来体质就虚弱，产后由于经常咳嗽、便秘，腹压增加也会引起子宫脱垂。

• 子宫脱垂的临床表现 •

孕妈妈自觉腹部下坠、腰酸，走路及下蹲时更明显，严重时脱出的块物不能还纳，影响日常行动。子宫颈因长期暴露在外而发生黏膜表面增厚、角化或发生糜烂、溃疡。患者白带增多，并有时呈脓样或带血，有的发生月经紊乱，经血过多。

分 级	表 现
Ⅰ度	子宫脱垂无须治疗，注意休息即可恢复
Ⅱ度	Ⅱ度子宫脱垂分轻、重两型： 轻Ⅱ度——子宫颈及部分阴道前壁翻脱出阴道口外 重Ⅱ度——宫颈与部分宫体以及阴道前壁大部或全部均翻脱出阴道口外
Ⅲ度	指整个子宫体、全部宫颈、阴道前壁及部分阴道后壁均翻脱出阴道口外

• 子宫脱垂的预防和治疗 •

如果属于早期脱垂或症状较轻者，可取平卧位或稍坐一会儿，即可使会阴部恢复常态；也可使用运动疗法，如缩肛运动，一缩一放地进行，每次10～15分钟，每天2次。可采用针灸、中药外用和内服、子宫托等综合治疗。

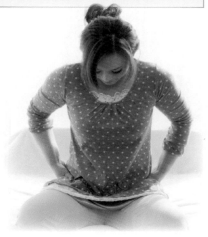

除此之外，产后24小时应开始做俯卧体操，每天2～3次，每次15分钟，这样可使子宫位置尽快复原到正前倾位。

💡 产后风湿病

●产后风湿病的原因●

产后风湿病往往有不同的原因，而且有时同样的症状也可由不同的原因引起。它的临床症状除了怕冷、怕风、活动关节疼痛之外，还伴有麻木、抽搐、胀痛等表现。

序　号	风湿寒邪侵入的途径
1	产后大汗淋漓，而未保暖，感受了风寒之邪
2	孕妈妈所住房屋潮湿阴冷
3	孕妈妈淋雨受湿
4	孕妈妈过早进行性生活

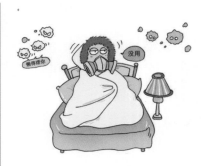

孕妈妈产后风湿的一个原因是因为分娩而虚弱的身体受到风寒，寒气从下腹部开始扩散至全身。另外一个原因是关节的过度活动。分娩前尽管没有过度活动关节，但产后，如关节内滑液囊的滑液分泌不良，稍微劳累就会出现手腕发麻之类的症状。高龄分娩、难产、剖宫产、多次流产的孕妈妈更易患产后风湿。

●产后风湿病的预防和治疗●

❗避免受凉

孕妈妈在产褥期要避免受寒，不能吹冷风或是喝凉水，饮食方面也不能吃凉或刺激性的食物。平时要特别注意避免身体劳累或精神刺激。不仅是正常分娩的孕妈妈，剖宫产、自然流产的孕妈妈，也有患产后风湿的可能性，因此一定要注意。

❗注意增加营养

应吃容易消化，富含蛋白质、糖类及维生素C的食物。重症病例可额外供给B族维生素及维生素C。有充血性心力衰竭者可适当限制盐及水分的摄入。为防止胃部膨胀压迫心脏而增加心脏负荷，可采取少食多餐的方法。应用肾上腺皮质激素的患者亦应适当限盐。应暂时远离冷饮、冷水浴，尤其是汽水，不但伤脾胃，它的高糖分更会带走骨中的钙质，令矿物质流失。

❗外敷疗法

可根据疼痛部位的大小，将食盐放入锅中炒热，用布包好敷于疼痛处，每天1次，每次20~30分钟。此外，用电针治疗效果也较好。

产后痛

•手关节痛•

手关节痛的原因

孕妈妈分娩后，体内激素发生变化，结果导致关节囊及其附近的韧带出现张力下降，引起关节松弛。此时如果过多从事家务劳动，或过多抱宝宝，接触冷水，就会使关节、肌腱、韧带负担过重，引起手关节痛，且经久不愈。

预防方法

在产褥期，孕妈妈要注意休息，不要过多做家务，要减少手指和手腕的负担，少抱宝宝，避免过早接触冷水。

•骨盆疼痛•

骨盆疼痛的原因

骨盆疼痛的原因是孕妈妈分娩时产程过长，胎儿过大，分娩时用力不当、姿势不正及腰骶部受寒等，或者当骨盆某个关节有异常病变，均可造成耻骨联合分离或骶髂关节错位而发生疼痛。此外，在韧带未恢复时，由于外力作用，如怀孕下蹲，或睡醒起

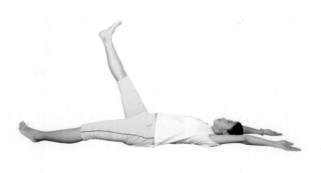

坐过猛，过早做剧烈运动、负重远行等，均易发生耻骨联合分离。表现为下腰部疼痛，并可放射到腹股沟内侧或大腿内侧，也可向臀部或腿后放射。

一般来说，此病过一段时间，疼痛会自然缓解。如果长期不愈，可采用推拿方法治疗，并可服消炎止痛药，既可减轻疼痛，又可促进局部炎症吸收。

预防方法

序 号	预防骨盆疼痛的方法
1	患有关节结核、风湿症、骨软化症的女性应在怀孕前治愈这些疾病，然后再考虑妊娠
2	产后多休息、少活动，但不能绝对静止不动，要适当而不要做过分剧烈的劳动或体育锻炼，如做一些伸屈大腿的练习，尽量避免腰部、臀部大幅度运动或急剧的动作
3	产后避免过早下床或在床上扭动腰、臀部

•产后腰腿痛•

❶ 产后腰腿痛的临床表现

产后腰腿痛的主要临床表现多以腰、臀和腰骶部疼痛日夜缠绵为主，部分患者伴有一侧腿痛。疼痛部位多在下肢内侧或外侧，会伴有双下肢沉重、酸软等症。

序　号	主要原因
1	产后休息不当，过早持久站立和端坐，致使孕妈妈分娩时松弛了的骶髂韧带不能恢复，造成劳损
2	孕妈妈分娩过程中，引起骨盆各种韧带损伤，再加上产后过早劳动和负重，增加了骶髂关节的损伤机会，引起关节囊周围组织粘连，阻碍了骶髂关节的正常运动所致
3	产后起居不慎，闪挫腰肾，以及腰骶部先天性疾病，如隐性椎弓裂、骶椎裂、腰椎骶化等诱发腰腿痛，产后加剧

❶ 预防方法

注意休息和增加营养，不要过早持久站立和端坐，更不要负重。避风寒、慎起居，每天坚持做产后操，能有效预防产后腰腿痛。

解除这类疼痛的最好方法是热水浴、按摩和一些能够放松的方法，产后适当做一些运动也能减轻症状。一般来说，这类疼痛无须服药就可自行消失。疼痛明显时可以局部进行热敷或理疗，也可采用针灸、中药熏蒸等方法，或到医院做超短波、红外灯等物理治疗。

•头　痛•

产后头痛，很可能是因激素分泌水平的改变而引起的，还有一种可能则是在分娩时采用了硬膜外腔分娩镇痛或脊椎穿刺。不过，这种情况并不多见。对第一种头痛，放松是最好的方法，头痛症状会随着激素分泌逐渐恢复正常而消失。如果需要，也可以适当吃些止痛药。

•会阴部疼痛•

坐浴对缓解这类疼痛很有效，在家里就可进行坐浴治疗。

孕妈妈还可试试使用一种可冷却的专用卫生护垫，这也会让疼痛部位觉得舒服些。如果真的疼痛难忍，需要用药止痛，一定要先问问医生。

•乳房疼痛•

产后乳汁充满乳房，如果乳腺管还没完全畅通，乳汁不能顺利排出，会使孕妈妈感到乳房发胀、发热和刺痛，不过这些症状都是正常的。如果孕妈妈真觉得很疼，哺乳是最好的解决办法。只要宝宝饿了就让他吸吮乳房，而不要考虑定时、定量的问题，这样能够帮助乳腺尽快畅通。

另外，还可试试热敷，或向乳头方向按摩乳房，都可帮助乳腺通畅。除非宝宝真的不肯吃奶，一般不要使用吸奶器，那样会使身体分泌更多的乳汁，加剧疼痛。要尽量让宝宝吃奶，这样乳房很快便只会分泌宝宝需要的乳量。

产褥期发热

● 产褥期发热的原因 ●

孕妈妈在刚生过宝宝的24小时内，可以发热到38℃，但这以后，任何时候的体温都应该是正常的。如有发热，必须查清原因，适当处置。

发热最常见的原因是产褥期感染。因为孕妈妈体质比平时差，又有流血，子宫口松，阴道内本来有的细菌或外来的细菌容易在有血时滋生，并容易上行到子宫和输卵管。

发生感染时恶露有味，腹部有压痛，如果治疗不及时，可能转为慢性盆腔炎，迁延难愈。

发热的另一个常见原因是乳腺炎，可以发热到39℃以上，乳房有红、肿、热、痛的硬块。乳腺炎往往是因为乳汁排出不畅，在乳腺内瘀积成块，再加上乳头有裂口，细菌侵入惹起祸患。

● 产褥期发热的表现及治疗方法 ●

❶ 乳腺炎引起的发热

如果发热是在产后3～10天期间，加上乳房有红、肿、痛、热，并且乳房还有硬结，疼痛很明显，则可能是急性乳腺炎引起的发热。急性乳腺炎多发生在产后2～6周，常引起孕妈妈发热，重者伴有寒战；患侧乳房表现为局限性红、肿、热、痛，并有硬结，触痛明显；血象白细胞数增多，以中性粒细胞为主。

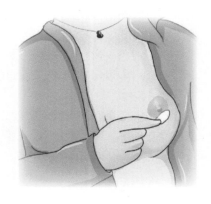

除了请西医诊断治疗外，也可采用对乳房肿痛部位进行中药敷贴的方法治疗。一般经抗感染治疗后，多数患者体温可降至正常，必要时常进行手术切开引流。

❶ 泌尿系统感染

如果孕妈妈发热伴有小便频繁、小便时疼痛等症状，可能是产褥期尿路感染，根据所出现的症状及尿化验检查，即可做出诊断。

泌尿系统感染经过合理治疗及卧床休息，3～5天体温即可降至正常，也可采用抗生素及中药治疗。

❗产褥期感冒

如果孕妈妈发热伴有鼻塞、流涕、咽痛、咳嗽等症状，要考虑可能是产褥期感冒。因为产后孕妈妈体质虚弱，在月子期间发生的感冒如果拖延治疗，很可能会引起肺炎，所以应请医生及时治疗。一般经对症治疗，体温就会下降。

💡 痔 疮

●产后易患痔疮的原因●

产后易患痔疮的原因，是女性产后由于子宫收缩，直肠承受胎儿的压迫突然消失，使肠腔舒张扩大，粪便在直肠滞留的时间较长，容易形成便秘。加之在分娩过程中损坏会阴，造成肛门水肿、疼痛等。因此，女性产后注意肛门保健和防治便秘是预防痔疮发生的关键。

●产后痔疮的预防方法●

❗多食粗纤维食物

一些女性产后怕受寒，不论吃什么都加胡椒，这样很容易发生痔疮。同样，过多吃鸡蛋等精细食物，可引起大便干结，使粪便在肠道中停留时间较长，不但能引起痔疮，对人体健康亦不利。

因此，孕妈妈的食物一定要搭配芹菜、白菜等含膳食纤维较多的食品，这样消化后的残渣较多，粪便易排出。

❗勤喝水、早活动

由于产后失血，肠道津液水分不足，以致造成便秘，而勤喝水、早活动，可增加肠道水分，增强肠道蠕动，有效预防便秘。

❗勤换内裤、勤洗浴

不但保持了肛门清洁，避免恶露刺激，还能促进血液循环，消除水肿，预防外痔。

❗早排便、早用开塞露

产后应尽快恢复产前的排便习惯。一般3日内一定要排便，以防便秘；产后女性，不论大便是否干燥，第一次排便一定要用开塞露润滑粪便，以免撕伤肛管皮肤而发生肛裂。

❗应用药物坐浴或软膏治疗

有痔疮的孕妈妈，产后应用药物坐浴或软膏治疗。若痔翻出过大，可在痔的表面涂些油膏，用手指将充血、水肿部分慢慢推回肛门内，待水肿消退后，病情就会减轻。大约1个

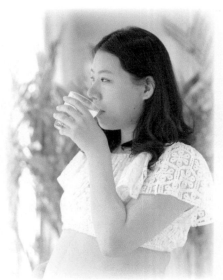

月，红肿和疼痛都会消失。

💡 产后多汗

●产后多汗的原因●

孕妈妈产后出现涔涔汗出，持续不止者，称为"产后自汗"。若睡后汗出湿衣，醒来即止者，称为"产后盗汗"。孕妈妈爱出汗，是因为产后女性的皮肤汗腺排泄功能比较旺盛，尤其在睡后和初醒时，更为明显。

这是由于分娩以后，孕妈妈的新陈代谢活动和内分泌活动显著降低，机体也不再需要如此多的循环血量了，积聚的水分就显得多余，必须排出体外，才能减轻心脏负担，有利于产后机体的全面康复。

孕妈妈在产褥期不仅尿量增多，而且，支配汗腺活动的交感神经兴奋性也占优势，汗腺的分泌活动增强，这就使得孕妈妈无论是在冬天还是在春秋季节，皆是全身汗涔涔的。这是机体在产后进行自我调节的结果，并非是身体虚弱，也不是什么病态，属于生理现象，常在数日内自行好转，不必过分担心。

●产后多汗须注意●

在出汗时，由于毛孔张开，易受风寒。要随时用干毛巾擦汗，最好每晚用温水擦身1次，还应勤换内衣裤，以防感冒。在出汗的时候，一定要防止受风、着凉，且在出汗时，注意保持皮肤清洁。倘若出汗过多，长久不消失，多是孕妈妈体虚的表现，那就要进行积极的治疗。

●产后多汗的调养方法●

序　号	调养方法
1	适当参加体育活动
2	多吃新鲜蔬菜、水果
3	多吃鸡肉、瘦猪肉、蛋类、奶类和豆类、豆类制品
4	避免出汗后受凉伤风
5	内衣经常换洗
6	更衣前用毛巾擦干身上的汗液，保持皮肤的清洁卫生

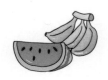
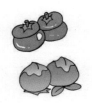

💡 防治子宫复旧不全

• 子宫复旧不全的原因 •

产后感染引起子宫内膜炎或发展为盆腔炎症；合并子宫肌壁间肌瘤；子宫蜕膜剥离不全；胎盘或胎膜残留在子宫腔内；子宫过度后倾，使恶露不易排出；部分尿潴留。

• 子宫复旧不全的表现 •

血性恶露持续时间较长，有时可能恶露混浊或有臭味，有时可能大量出血，或恶露停止后白带增多；腰痛、下腹坠胀；子宫稍大且软，或有轻度压痛。

• 子宫复旧不全的预防措施 •

序 号	预防措施
1	注意卫生，以免引起生殖道炎症
2	孕妈妈产后应及时排尿，不使膀胱过胀或经常处于膨胀状态，以免影响子宫复旧
3	产褥期应避免长期卧位，如果子宫已经向后倾，应做膝胸卧位来纠正
4	产后应哺乳，因为宝宝的吮吸刺激会引起子宫反射性地收缩，从而促进子宫复旧
5	产后6~8小时孕妈妈疲劳消除后，应下床活动，以利于身体生理功能和体力的恢复，且有利于子宫复旧和恶露排出

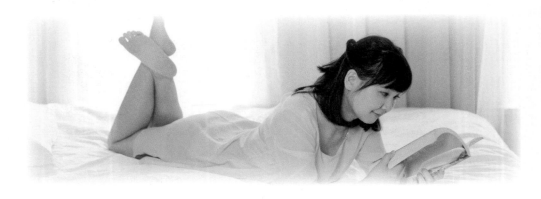

🔅 产后手腕痛

● 产后手腕痛的原因 ●

孕妈妈虽然不做重体力劳动，但长时间重复单一的劳动，如冷水洗衣服、洗尿布及抱宝宝等均容易引起手腕痛。另外，孕妈妈体内的内分泌激素波动也可能与本病有关。产后手腕痛虽然不是大病，但也让人觉得很难受，所以对其的防治也不能忽视。

● 产后手腕痛的调治 ●

1. 应避免腕部受冷水刺激，尤其是手腕部有肿胀时，更应注意保暖。

2. 痛的手腕部可热敷，或用红花油涂擦，轻轻揉擦，每日4~6次。

3. 如果上述方法无效或症状加重者可用封闭疗法，用泼尼松龙5毫克加1%普鲁卡因1~2毫升鞘内注射，每周1次，2~3次为1疗程。治疗期间要避免腕部过多活动。大多数病人经鞘内注射症状就可以消失了。

● 产后手腕痛的预防 ●

1. 产后要注意家务劳动的合理安排，尽量避免重复劳动时间过长。

2. 当感到手腕部发酸发胀时，应注意休息，同时用两手交替按摩腕部，不适感消失后，再换一种劳动方式。

3. 在冬季不可用冷水洗衣物，以每次洗涤后腕部无酸胀感为度。

● 简单的按摩 ●

1. 用一只手轻柔地按摩另侧腕关节2~3分钟。

2. 用拇指点按另一侧腕关节痛点，同时被按摩的腕关节做旋转运动1~2分钟。

3. 双手五指相互交叉做摇腕运动，约2分钟。

4. 用一只手的拇指按另一只手腕关节四周，按压2~3次后交换。

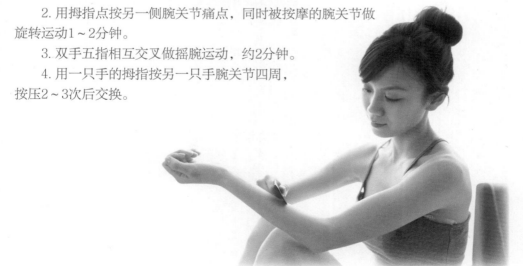

足跟疼痛要引起重视

●足跟疼痛的症状表现●

足跟疼痛表现为休息后疼痛减轻，遇热则感舒适，久站或步行稍远，或遇寒冷，则疼痛明显，甚至较原来疼痛加重，日久未愈，复感寒邪，寒积于内，血遇寒则凝，脉络受阻，疼痛加重，甚者不能行走。

序　号	注意事项
1	尽量避免穿着软的薄底布鞋
2	在足跟部应用厚的软垫保护，也可以用中空的跟痛垫来空置骨刺部位，以减轻局部摩擦、损伤
3	经常做脚底蹬踏动作，增强跖腱膜的张力，加强其抗劳损的能力，减轻局部炎症
4	温水泡脚，有条件时辅以理疗，可以减轻局部炎症，缓解疼痛
5	当有持续性疼痛时，应该口服一些非甾体类抗炎镇痛药物治疗
6	如果疼痛剧烈，严重影响行走时，局部封闭治疗是见效最快的治疗方法

●足跟疼痛的预防方法●

1. 产后一定要注意足部保暖，穿袜子，穿护脚趾、足后跟的鞋子。产后3个月内不要穿高跟鞋和硬底鞋，穿凉鞋、拖鞋时最好穿上袜子，避免月子中受风着凉。

2. 对疼痛部位进行治疗，中药贴膏贴于足跟皮肤表面可刺激神经末梢，扩张血管，促进局部血液循环，改善周围组织营养，达到消肿、消炎和镇痛之目的，可安全、经济、快速解除足跟病痛。

3. 出现上述症状可请中医师指导，正确使用治疗产后足跟痛的中药。

4. 除到医院进行有针对性的理疗外，晚上临睡前可用热水泡脚半小时左右，或将足部置于有加热作用的电暖气、电手炉、红外线灯、家用理疗仪等设备上。温热的作用可以改善局部的微循环，对缓解疼痛很有帮助。

产后消化不良应引起重视

•产后消化不良的表现•

产后消化不良的主要表现为常有肠胀气、腹泻、食欲缺乏、恶心、呕吐等。

•产后消化不良的原因•

产后为了弥补怀孕及分娩期间营养的损失和尽量恢复体能，再加上哺乳宝宝，需要食用较多及营养价值较高的食物。但是，食物中的营养成分等一般都是大分子物质，不能直接被人体吸收利用，必须经过消化系统的机械消化和酶的化学消化，把它们变为单一的、可溶性的氨基酸、脂肪酸及葡萄糖等小分子物质，才能被人体吸收利用。

如果产后食用过多的油腻食物，超过了胃肠道的消化能力，那么食物不但不能完全被吸收利用，还增加了胃肠道的负担。如果再加上进食蔬菜、水果等较少，而且产后最初几天，卧床休息多、活动少，就可能引起消化不良。

•产后消化不良的调治•

① 减少油腻食物摄入

既然消化不良是因为饮食不当引起的，那么在治疗的时候，首先要减少油腻食物和不易消化的食物摄入，多食新鲜蔬菜和水果，并且要少食多餐。

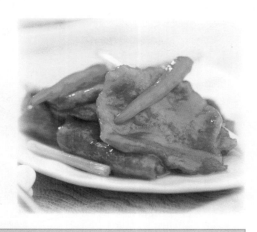

① 饮食疗法

实践证明，产后用饮食疗法治疗消化不良效果很好，下面介绍几种方法，不妨试试。

序　号	饮食疗法
1	萝卜炖猪肉。萝卜具有健脾消食、降气利便的功能，主治气滞腹胀等
2	鲜橘子皮、绿豆煮水代茶饮用。主要用于粪便臭秽、热泻、肛门灼热等
3	西瓜。夏天饭后半小时内食用。主治热泻腹痛

💡 防治产后尿路感染

•尿路感染的原因•

产褥期膀胱炎、尿道炎多数是由大肠杆菌感染引起，典型症状是尿频、尿急及尿痛，很少并发全身症状。尿液检查有大量的白细胞及细菌，但无蛋白，在尿沉渣中常可见到红细胞，偶尔肉眼可见到血尿，感染可向上扩展，导致肾盂肾炎。所以，产后尿路感染的防治是非常重要的。

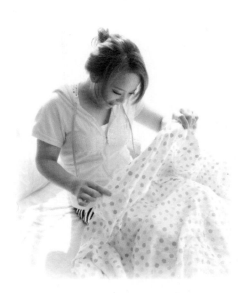

•尿路感染的防治措施•

1. 注意清洁卫生，勤做恶露处理。要使用消毒的卫生巾，勤更换。排尿、排便后，要用消毒的卫生纸由前（外阴部）往后擦。排便后可用温开水冲洗肛门，防止细菌侵入外阴部。

2. 孕妈妈要及早下床活动，不要憋尿，及时排出大小便。

3. 尿路感染后要静卧休息，多喝开水，食用易消化、少刺激的食物。

4. 及早进行药物治疗。如果正在哺乳时患了尿路感染，可在医生指导下选用对宝宝影响不大的药物静滴。

•尿路感染的食疗验方•

1. 葵菜100克、葱白25克共放于砂锅内，加水适量煮20～30分钟，去渣取汁，与淘洗的大米50克煮粥。或葵菜洗净去筋，择嫩叶、茎，切成长段，葱切成花；以大米煮粥，熟时加入葵菜，继续煮至黏稠为度，放入葱花、盐各少许，拌匀即成。每日早晚温热食。有清热利尿、益心滑肠、通乳明目的作用。

2. 鲜荠菜70～90克，洗净，加水，煎浓汁，每天1剂，分3次服用。或鲜荠菜60克洗净，切碎，加大米25～50克，煮粥吃。有抑菌、抗感染、退热、利尿、止血、解毒、促使恶露排出等作用。

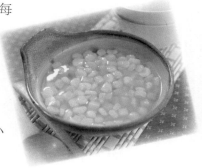

3. 玉米糙适量，洗净，按常法煮粥。每日早餐温热食用。有清热利尿作用。适用于尿道炎、小便淋痛。

牙齿松动咀嚼无力

●产后牙齿松动的原因●

怀孕后期胎儿在体内迅速生长发育，加上产后新妈妈需哺乳以维护新生儿的生长需求，这需要各种营养物质尤其是钙的补充明显增多。如果此阶段新妈妈饮食中营养物质补充不足或缺乏，可导致新妈妈的骨质因缺钙变软，牙槽骨也会疏松软化，出现牙齿松动，咀嚼无力。

此外，一些传统的观念认为，产后不能刷牙漱口。由此导致了牙上的污垢不能及时清除，增加了龋齿、牙周炎等口腔疾病的发生，从而使牙齿松动加重，甚至造成牙齿脱落。

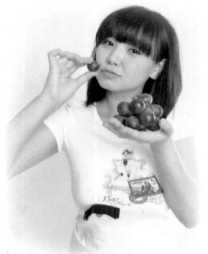

骨赖于髓的充分滋养而坚固有力。所以，肾中精气充足者牙齿一般较坚固。如孕孕妈妈禀赋不足，加上妊娠后期及产后哺乳需更多的营养物质补充以维持胎儿及新生儿的生长发育需要，此时，肾气更加亏虚，因而发生牙齿松动。

●产后牙齿松动的调治●

找到了牙齿松动、咀嚼无力的诱因，就应该进行积极的防治。牙齿松动事小，影响饮食事大。

1. 饮食中要多食蛋类、鱼类、贝壳类、豆类、小虾皮、芝麻酱、新鲜蔬菜及水果，并多饮牛奶及乳制品等。

2. 平时要注意口腔的清洁卫生，必要时补充药物钙片，这样，就可防止牙齿松动的发生，也可及时预防孕妈妈骨质疏松症。

序　号	护理方法
1	产后新妈妈身体较虚弱，正处于调整中，对寒冷刺激较敏感。因此，切记要用温水刷牙，在刷牙前最好先将牙刷用温水泡软，以防冷水对牙齿及齿龈刺激过大
2	每天早起和睡前各刷牙1次，如果有吃夜宵的习惯，吃完夜宵后再刷牙1次
3	把示指洗净或在示指上缠上纱布，把牙膏挤于示指上并充当刷头，在牙齿上来回、上下擦拭，再用手指按压齿龈数遍。这种方法可活血通络、坚固牙齿，避免牙齿松动

💡 轻松授乳防乳头疼痛

● 为母乳喂养护航 ●

❗ 注意清洁

首先必须注意乳房、乳头的清洁，每天用毛巾蘸温水擦洗乳头及乳晕。

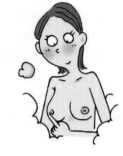

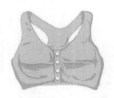

❗ 选择适当的乳罩

除了要注意清洁之外，新妈妈还要注意选择适当的胸罩。授乳胸罩有各种样式，一定要选择宽松且强韧、透气性好的棉质胸罩，以舒适和便利为主要原则。

❗ 乳头内陷的矫正法

如果有乳头内陷现象，可擦洗后用手指牵拉。严重乳头内陷者，可以借助乳头吸引器和矫正胸罩来矫正。使用的时候要注意，一旦发生下腹疼痛则应立即停止。曾经流产过的人应尽量避免使用这种方法刺激乳头。

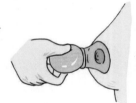

❗ 乳房按摩

从孕中期开始，乳腺组织就迅速增长，按摩乳房可以松解胸大肌筋膜和乳房基底膜的黏着状态，使乳房内部组织疏松，促进局部血液循环，有利于乳腺小叶和乳腺导管的生长发育，增强产后的泌乳功能，并可以有效防止产后排乳不畅。

● 乳头疼痛的缓解 ●

如果疼痛较轻，可继续授乳。如果乳头疼痛剧烈，可暂停母乳喂养，将乳汁挤出，以小匙喂养宝宝。

❗ 授乳前的工作

哺乳前将乳头洗净，采取放松、舒适的姿势，用湿热毛巾敷乳房、乳头3～5分钟，同时按摩乳房，使乳房、乳头变软后，再进行哺喂。

❗ 授乳时的工作

授乳时，先喂较好的一侧乳房，以减轻对另一侧乳房的吮吸力。而且注意让宝宝的嘴凸起，含住乳头及大部分乳晕。

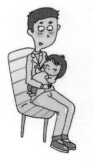
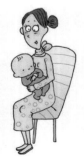

❗ 授乳后的工作

授乳后挤出少许乳汁涂在乳头和乳晕上，短暂暴露片刻以干燥乳头，因为乳汁有抑菌作用。

乳汁盈溢自出怎么办

•乳汁盈溢的危害•

有的孕妈妈因气血旺盛，乳汁生化有余，盈溢自出，这不属病态。但有的孕妈妈产后乳汁自出现象属于病理性溢乳，需要治疗，它不但使宝宝得不到母乳喂养，而且给孕妈妈带来很多苦恼，孕妈妈的衣服常被污染，还容易发生感冒。

•乳汁盈溢的调理•

1. 精神状态的好坏，往往影响生理上的反应。孕妈妈须加强营养，保持精神愉快。
2. 乳房胀痛或有肿块的，要做局部热敷，并经常保持乳头清洁，以预防乳腺炎的发生。
3. 凡乳汁自出者，除求医治疗外，还应注意勤换衣服，避免湿邪浸渍。
4. 冬天可用2~3层厚毛巾包扎乳房，或用煅牡蛎粉均匀地撒于两层毛巾中间，加强吸湿的作用。

•验方调养•

1. 茯苓15克，芡实9克，陈皮6克。上3味加适量水煎汤，每日1剂，分早、晚2次服。
2. 益母草12克，香附子9克，芡实18克，大米60克。水煎，去渣取汁，入大米煮粥食用。每日1剂，连服3~5剂。

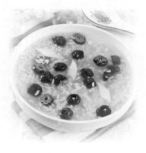

•中医疗法•

若气血虚弱，可出现乳汁自出，质清稀，乳房柔软无胀感，神疲气短、舌淡苔薄、脉细弱。中药治疗以补中益气、佐以固摄为治法。可用食疗，选用补气益血、固摄的药膳，如芡实粥、白扁豆粥、人参山药乌鸡汤、人参大枣米粥、黄芪羊肉汤、黄芪当归乌鸡汤等。

若属于情志不畅，乳汁自出，量多质稠、乳房胀痛、情志抑郁、烦躁易怒，甚或心悸少寐，便秘尿黄，舌质红、苔薄黄、脉弦数。中药治疗以舒肝解郁、清热为治法。可用食疗，选用莲子18克，郁金、柴胡各9克共煮汤服，连服数日。

产后不可忽视的炎症

•当心患乳腺炎•

❶症状表现

孕妈妈有乳头创伤或乳头发育不良史，开始有发冷，而后出现高热、寒战、头痛、乳房胀痛或搏动性疼痛等全身症状。早期乳房肿胀面积增大，局部硬结，进而红、肿、热、有压痛及搏动性疼痛；形成脓肿则有波动感，感染表浅者可自行破溃；患侧腋窝淋巴结肿大、压痛。

脓肿的临床表现与其位置的深浅有关，位置浅时，早期有局部红肿、隆起；而深部脓肿早期时局部表现常不明显，以局部疼痛和全身性症状为主。

脓肿可以单个或多个，可以先后或同时形成；有时自行破溃或经乳头排出，亦可以侵入乳腺后间隙中的疏松组织，形成乳腺后脓肿。

❗ 产生原因

乳汁瘀积：新妈妈发生高热、乳房疼痛的症状加剧，乳房因奶水排不出去而充盈，表面皮肤变得十分光亮，无法忍受宝宝的吸吮，不得不暂停。

细菌入侵：乳头破损使细菌沿淋巴管入侵是感染的主要途径。胎儿口含乳头睡着或胎儿患口腔炎也易使细菌直接侵入乳管，致病菌以金黄色葡萄球菌为主。

● 预防措施 ●

序 号	预防措施
1	在妊娠期及哺乳期要保持两侧乳头的清洁，如果有乳头内陷者，应将乳头轻轻牵出后清洗干净，每次哺乳前妈妈要先洗手，擦净乳头，哺乳后用清洁纱布覆盖乳头，并用胸罩托起乳房
2	在哺乳前后可用3%硼酸水洗净乳头，养成定时哺乳的习惯，每次哺乳时应将乳汁吸净，不能吸净时可用吸奶器吸出。及时清除乳头表面上的乳痂，以免奶水排出不畅，使奶水瘀滞在乳房中
3	如果乳头已有破损或皲裂时，应暂停哺乳，用吸奶器吸出乳汁，待伤口愈合后再行哺乳
4	尽量不要让宝宝含着乳头睡觉，这样容易使宝宝咬伤乳头，造成破损，诱发乳头感染
5	乳房出现瘀积的奶块时，可以先做热敷，并轻轻地用手向乳头方向揉动，促使奶块化开，并将奶水挤出或用吸奶器吸出

● 应对方法 ●

乳腺炎发病的基础就是因为乳汁没有及时从乳腺中排出，造成乳汁瘀积。所以在感到乳房疼痛、肿胀甚至局部皮肤发红时，不要停止母乳喂养，而要勤给宝宝喂奶，否则可使乳腺炎继续加重。但在乳腺局部出现化脓时，不要让宝宝吃患病侧乳房，可以吃健康一侧的乳房。只有当病情严重，并在乳腺上发生乳瘘时，才有必要暂时停止母乳喂养，但这种情况是极少发生的。

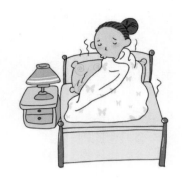

为防治严重感染及败血症，根据细菌培养及药敏选用抗生素，必要时静脉滴注抗生素。脓肿如已形成应及时切开引流，切口一般以乳头、乳晕为中心呈放射形，乳晕下浅脓肿可沿乳晕做弧形切口，如脓肿位于乳房后，应在乳房下部皮肤做弧形切口。

●不要忽视卵巢疾病●

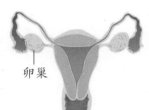

卵巢

❗ 症状表现

小腹疼痛、腹胀、月经失常、盆腔疼痛、尿急是卵巢肿瘤的早期表现。当囊肿影响到雌激素产生时，可能会出现阴道不规则出血等症状。

卵巢癌的发病因素不清，但环境和内分泌影响在卵巢癌致病因素中最受重视。

卵巢绝对是女人不能忽视的器官，它被称为女性的青春之源。卵巢的疾病会导致卵巢功能衰退，造成内分泌的失调、女性身体的早衰，而严重的卵巢癌症更是威胁到女性生命。

●应对方法●

卵巢疾病要尽量早期发现，早期处理。卵巢囊肿直径大于6厘米时，要做手术给予切除，因为良性肿物也有恶变的可能。而实性肿物不论大小都应该尽快手术。对小的卵巢囊肿一般采用药物保守治疗，而较大的囊肿则多采用腹腔镜微创技术治疗。由于手术在可视状况下进行，盆腔视野清晰，不易损伤周围器官；同时手术在完全封闭的腹腔内进行，避免了器官暴露及手套、纱布等异物对组织的刺激和损伤，减少了术后腹腔器官之间的粘连。

名　称	呵护卵巢的营养元素
钙元素	每天摄取高钙食品可降低卵巢癌的患病率
维生素C和维生素E	最好是将富含这两类维生素的果蔬和保健品结合起来食用，效果会更好
胡萝卜素	每周吃5次胡萝卜，每次1～3根，患卵巢疾病的概率会降低50%

●重视盆腔腹膜炎●

❗症状表现

由于急性盆腔腹膜炎很少原发，故发病前多有急性盆腔器官炎症的病史。患者出现高热、寒战，体温可达40℃。有剧烈痉挛样下腹部疼痛，多为持续性，常有恶心、呕吐，活动时加剧；排尿、排便时疼痛，时有腹泻或便秘。患者喜取双腿屈曲卧式，以减轻腹壁紧张疼痛。

❗产生原因

发生输卵管急性炎症时，管腔中的脓液通过伞端溢出，或输卵管周围炎症直接蔓延使盆腔腹膜发生炎性病变。整个盆腔腹膜充血，大量浆液性渗出液含纤维蛋白。转为慢性后，子宫、附件及肠管广泛粘连成团，大网膜从骨盆入口上面像房顶样与其他脏器粘连，形成一包裹性炎性肿块。盆腔腹膜的吸收能力低于上腹部，并可限制毒素的吸收，有时还有多发性小脓肿遗留，有的可完全吸收。

❗应对方法

一般疗法：患者应卧床休息，取半卧位，以有利于渗出液或脓液积聚于盆腔陷凹处，而使炎症局限。应给予充分的营养及液体输入、纠正电解质紊乱及酸碱失衡。发热时可物理降温。腹胀严重者，可予以肠胃减压。减少不必要的妇科检查，避免炎症扩散。

抗生素疗法：患者均应做宫颈分泌物或后穹隆穿刺液的细菌培养，或做血培养及药敏试验，并以此为依据选择有效的抗生素。病原菌不清时，可用庆大霉素加甲硝唑，其对大肠杆菌及厌氧菌均有效。

●注意盆腔结缔组织炎●

❗症状表现

盆腔结缔组织炎又称盆腔蜂窝织炎，是指盆腔腹膜以外的结缔组织的炎症。此病有急、慢性之分。一般是在被感染后的1周至半个月内出现症状：开始有发热、畏寒、下腹部疼痛呈持续性，疼痛剧烈，触压时痛感会更强烈，还伴有腰部酸痛、下坠。急性盆腔结缔组织炎的主要临床表现为高热、寒战、恶心、呕吐、腹痛，时有腹

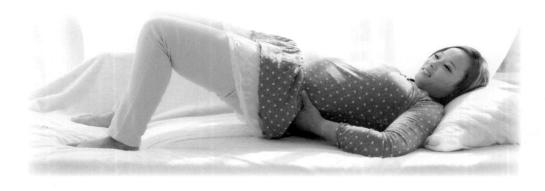

泻或便秘等；急性盆腔结缔组织炎的女性发病前可能有手术分娩、人工流产史等。慢性盆腔结缔组织炎的主要临床表现为低热、下腹疼痛、腰骶酸痛、带下增多等。

🔔 产生原因

盆腔结缔组织炎的发生是经行、产后的感染，细菌进入淋巴、血液而致病，也有继发于急性输卵管炎、卵巢炎或盆腔腹膜炎之后。

🔔 应对方法

西医对盆腔结缔组织炎的治疗多采用磺胺及抗生素治疗，如宫旁结缔组织形成脓肿者应行穿刺，或切开引流，是目前比较先进的治疗盆腔结缔组织炎的方法。

序 号	护理盆腔四要点
1	要注意在月经期和妇科手术后1个月内禁止性生活，并且禁止游泳、浴缸泡澡
2	防止各种途径的感染，保持阴部内外清洁、干爽。每天睡前用清水洗外阴，用专用盆或淋浴清洗。即便洗手后也不要用手伸进阴道内清洗。注意不要用热水和香皂等清洗外阴
3	如发热，千万要注意别受风，即便天气再炎热，也要保持身体干燥、清爽，不能吹空调

💡 产后身体各部分功能的恢复

• 产后子宫的恢复 •

子宫壁完全是肌肉纤维。在怀孕期间，由于体内激素分泌的影响，子宫会随着胎儿的成长而逐渐扩张。这种变化是相当大的，可以想象子宫由怀孕前梨子大小扩张成一个西瓜那么大，而其重量也由60克增至1 000克。

分娩以后，随着胎盘的娩出，子宫也变成原来大小。但是，它还是需要大约6周的时间，才能完全收缩至最初的大小与重量。收缩的过程称为复旧。

当子宫复旧时，子宫内部不需要的东西会排出。这些排泄物称为恶露，持续3~4周。最初，是由胎盘处排出红色的血来，过了几天便呈褐色，过了数周以后，则呈黄色。颜色的转变是不可预期的，因为在此期间，血的流失会有所变化，最常见的是小小的血凝块。一般的恶露不会有恶臭。

如果发现血凝块很大，持续性地流失或极端地流失，或产生恶臭，则必须把这种情况告诉助产护士或医生。这意味着子宫内部受到了感染，应尽早接受治疗。

●外阴及盆底组织的恢复●

分娩后,可引起外阴轻度的水肿,2~3周内自行消失。如果注意局部清洁和护理,会阴部的轻度裂伤或会阴的切口,一般都能在4~5天内愈合。如果会阴重度裂伤或伤口感染,切口裂开会增加孕妈妈的痛苦,需要2周甚至1个月后方可痊愈。

产后盆底肌肉及其筋膜由于扩张而失去弹力,而且常有部分肌纤维断裂。产褥期如果能够坚持产后运动,盆底肌肉可以恢复至接近孕前状态,否则就不能恢复原状。如果产后盆底肌肉及其筋膜有严重断裂,而产褥期又过早从事体力劳动,就可能导致产后阴道壁膨出,甚至引起子宫脱垂,造成长期的痛苦。

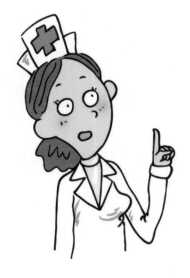

●产后阴道的恢复●

1. 分娩时,因为胎儿通过而被撑开的阴道壁,会发生肿胀并出现许多细小的伤口,分娩后1~2天排尿时,会感到刺痛,1周后恢复。扩大了的阴道产后1天就能缩紧。分娩时,为使胎儿的头部容易娩出,有时会施行会阴侧切等手术。这些伤口,分娩后会立即缝合。有时伤口会在头1~2天痉挛,但不必担心。缝合的伤口,在4~5天内拆线。此外骨盆底部的肌肉弹性,也会在4~8周得到恢复。

2. 分娩后,阴道扩大,阴道壁肌肉松弛,张力减低。阴道黏膜皱襞因为分娩时过度扩张而消失。产褥期内,阴道肌肉张力逐渐恢复,但不能完全达到孕前水平。黏膜皱襞大约在产后3周开始重新出现。

●骨盆肌肉的恢复●

骨盆是由多块骨构成的盆状物,包括两个大的骨——髋骨,在脊椎的底下方联结,称为骶髂关节。髋骨的连接,在前方称为耻骨联合。在脊椎骶骨的下方,有4~5块小的骨骼,构成了尾骨。

骨盆主要的功能是支撑身体的结构,同时保护子宫和膀胱,在怀孕初期,也保护正在成长的胚胎。构成盆状底部的是一层肌肉,称为骨盆肌肉。骨盆肌肉分为两层,即较内部的一层与外表的一层,由耻骨连至尾骨,并穿过两边的髋骨。

在这些肌肉中,共有3个出口。一是由膀胱延伸出来的尿道出口,位于前方。另一是由子宫延伸出来的阴道口,位于中央。第三则是由大肠延伸出来的肛门出口,位于后方。

外层肌肉在这些出口处形成一个环,称为括约肌,能使这些出口紧密地闭合,特别是在腹部用力的时候,如当咳嗽、笑或打喷嚏的时候。怀孕期间,骨盆会支撑胎儿、胎盘,以及扩大的子宫内一些额外液体的重量。分娩过后,这些肌肉会因极度扩张而脆弱。产后一周内，骨盆底组织水肿消失，张力开始恢复，因此，要尽可能运动这些肌肉，使它们恢复强健的状态。

•膀胱的恢复•

产褥期开始几天，孕妈妈往往需要经常排尿。某些孕妈妈在分娩以后有排尿困难，这很可能是因为尿道扩张与瘀血之故。有时候，需要用导尿管，直到膀胱恢复正常为止。如果分娩时产程过长，产后数小时可能需要放置导尿管。

产后常见的问题之一，就是张力性尿失禁。这是一种不由自主的排尿现象，通常发生在咳嗽、大笑或打喷嚏时，这是因为腹腔内的压力增加所造成的。要尽快进行骨盆运动，这会比只是做骨盆肌肉收缩运动有更大的益处。

如果在进行骨盆肌肉收缩运动数周以后，仍然无法很好地控制膀胱，则须与妇科医师商量，请其给予更多的指导。某些女性很可能需要借助手术来修复"脱出"——这种情况是因为阴道的力量不足，而使子宫、膀胱或直肠掉入不正常的位置。

•会阴的恢复•

阴道与肛门之间的皮肤与肌肉所形成的部位叫会阴，假如该处有缝合口，或是在分娩时，宝宝的头部通过造成瘀血，会阴部在最初几天会感到非常疼痛，在此，提供一些改善的方法。

在休息的时候，花一些时间平躺，以减轻会阴肌肉负担，假如用脸盆或莲蓬头盛水清洗会阴部，要确定水流的方向是由前至后，否则很可能将肛门的排泄物冲到会阴部位。在使用卫生纸的时候，擦拭的方向也是由前向后，以避免先前接触过肛门的卫生纸碰到阴道口。

在医院里，卫生巾应该置于封闭的塑胶袋中，再置于衣物箱中，并小心处理。

对自然分娩的孕妈妈，1∶5 000的稀释高锰酸钾温水坐浴有助于会阴的恢复。

💡 产后如何享受"性福"

•产后"第一次"需小心翼翼•

新妈妈在分娩过程中，生殖器官大多都有或轻或重的损伤，加之产后要排恶露，因而更需要较长的时间恢复。在产后6周以后，新妈妈的身体才基本恢复。在这之前应该绝对禁止性生活。丈夫千万不要鲁莽行事，应在新妈妈身心做好充足的准备后再进行性生活，这样才有利于新妈妈的身体尽快康复，才能使性生活

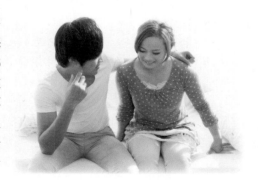

"如鱼得水"。

❗身体检查

在产后6周即42天后，丈夫要陪伴新妈妈去产科进行全面检查，特别是对生殖系统进行较为细致的检查。如果生殖器官复原得很好，恶露全部干净，会阴部、阴道及宫颈的伤口已经完全愈合，才可考虑最佳"亲密"时机。

❗心理准备

许多新妈妈在分娩后都会感到自己没有魅力——体态臃肿、阴道干涩、护理宝宝的疲累，而难以产生对性生活的欲望。这时丈夫要多加安慰、鼓舞，使新妈妈恢复自信，解除心理障碍。当新妈妈对性生活缺少兴趣、反感或有很多疑虑时，丈夫不应加以强迫，直到她的心里感到舒服后再开始。

名　称	功　效
芹　菜	芹菜中含有雄酮成分，具有让神经兴奋、抵抗衰老的功效。有助于提高新妈妈生殖系统的活力，增强性欲
香　蕉	香蕉富含B族维生素，可有效促进会阴部血液循环，以提高女性高潮质量。另外，香蕉中的蟾蜍色胺可以刺激大脑皮质，提高兴奋点
巧克力	巧克力是爱情的甜蜜素，特别是黑巧克力，可以刺激末梢神经，加速血液流动，使之充分释放产生性欲的激素

❗温柔前戏

新妈妈身体内的雌激素水平低，阴道黏膜平坦、皱襞少，性兴奋启动慢。因此，阴道分泌物较少，阴道内干涩并弹性差。产后第一次"亲密接触"时，行事前丈夫最好先多一些浪漫温柔的"事前戏"，如耳语、亲吻及爱抚等，刺激雌激素分泌，感到阴道干涩时，也可使用润滑剂或润滑膏。

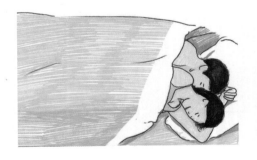

❗动作轻柔

在过性生活时，丈夫一定要动作轻柔，不要急躁，需等润滑液分泌多一些才行，以免动作激烈引起会阴组织损伤、出血，特别是新妈妈患有贫血、营养不良或阴道、会阴部发生炎症时。

❗安全避孕

第一次性生活要注意使用避孕工具，不但可以保护新妈妈脆弱的阴道不受感染，也不影响哺乳。

❗ 关注异常

第一次性生活后，如果发现新妈妈阴道出血，应立即去咨询医生，不要因为难为情而草草止血了事，延误治疗。

● 产后性爱如何调适 ●

在产后这段时间，夫妻应互相理解、体谅与合作，等待身体完全恢复后再开始性生活。妻子不要因为有了宝宝而冷落了丈夫，在保障健康的情况下，适当安排好性生活。在性生活初期，虽然生殖器官基本恢复但有失调感，所以常常难以形成非孕期那样的和谐气氛，这是正常的，夫妻双方都不要因此而失望，更不能错误地认为以后的性生活就这样了。女性一旦生了宝宝，阴道就变松了，还需要一段时间恢复原状。

序　号	产后性生活调适
1	改变做爱姿势，采用让女性感觉比较舒适的姿势
2	用润滑剂，以减少阴道干涩所造成的不适
3	尽量避免在精疲力竭时亲热。应该先养精蓄锐，蓄势而发。新妈妈可以尝试在不同时间做爱，晚上上床睡觉前如已经觉得劳累，就不要勉强，不要给彼此造成压力，而导致无心去充分享受性爱之乐
4	产后，如果妻子在性爱时仍感到不适，可以采用其他方式来满足丈夫
5	总是让丈夫占主动肯定会影响他的兴趣。既然这种两性之战是两个人的事，新妈妈就没有必要老让丈夫充当发起战争的"元凶"，新妈妈也可以瞅准时机，主动出击

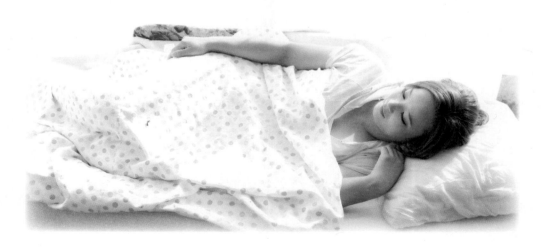

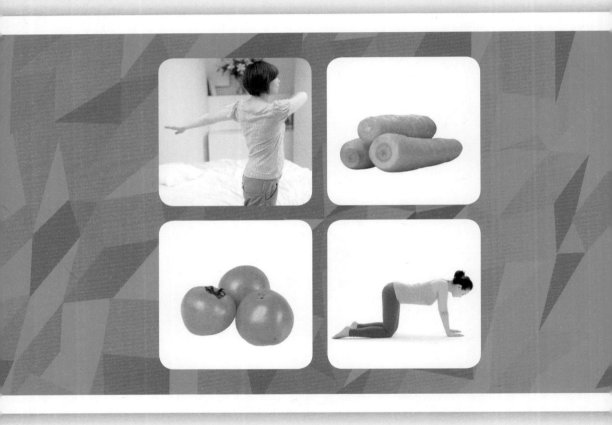

　　产后塑身是每个新妈妈都非常关注的事情，但是一直以来很多人都没有正确认识产后塑身。那么产后塑身应该注意些什么，何时开始塑身计划最合适，产后塑身什么运动不能做，这些都是新妈妈应该知道的。

第五章

新妈妈产后
塑身计划

第一节 迅速恢复身体功能

产后恢复身体功能时，新妈妈不能急于求成。产后适量运动能够促进身体器官和功能尽快恢复，还能减轻新妈妈因怀孕而增加的体重。产后运动过程中要注意热量摄取与消耗之间的平衡。

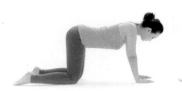

💡 重视子宫恢复

● 日常生活要护"宫" ●

❗ 及时排尿
膀胱过胀或经常处于膨胀状态会压迫子宫，不利于子宫的恢复。在分娩后及时排空膀胱对预防生殖器官炎症也有一定的作用。

❗ 适量下床活动
产后6~8小时，新妈妈在疲劳消除后可以坐起来，第二天应下床活动，这样有利于身体生理功能和体力的恢复，帮助子宫复原和恶露排出。

❗ 注意阴部卫生
要注意阴部卫生，以免引起生殖道炎，进而影响子宫。

❗ 卧床姿势要注意
新妈妈卧床休息时尽量采取左卧或右卧的姿势，避免长时间仰卧，以防子宫后倾；如果子宫已经向后倾曲，应改变姿势，做胸膝卧位来纠正。

❗ 坚持母乳喂养
宝宝的吮吸刺激会反射性地引起子宫收缩，加强雌激素分泌，从而促进子宫复原。

小贴士

剖宫产的妈妈如果想要二胎的话，与第一胎间隔2~3年是最好的。随着年龄的增大，身体的功能都在下降，而且子宫瘢痕随着功能的下降，其弹力、营养、回血都会不好。因此，建议准备要二胎，且又是瘢痕子宫的女性，在启动"造人"计划前，最好先到医院了解自己子宫瘢痕的情况，并在怀孕后就到医院检查，及时了解胚胎着床的位置。

名　称	产褥期子宫、骨盆的恢复时间	
子宫	大　小	产后6周
	重　量	产后8周
子宫内膜	壁蜕膜	产后7～10日
	下层蜕膜	产后7～10日
子宫肌	长　度	产后2周
	肌细胞	产后6周
	结缔组织	产后6周
子宫下部	宫　颈	产后4～6周
	子宫阴道部	产后3周
	内子宫口	产后10～12周
	外子宫口	产后3周
骨　盆	盆底肌群	产后2～3周
	结缔组织	产后2～3周

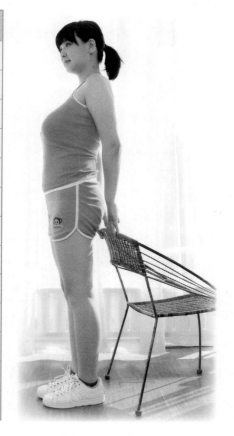

● 子宫恢复训练运动 ●

❗ 腹式呼吸

→仰卧，双手放在腹部，双膝上屈，吸气至下腹部，使下腹部凸起；然后呼气，做深呼吸。每次10下，每日2～3次。

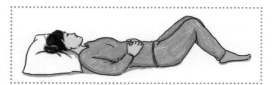

❗ 腰部用力转身

→背部挺直坐立，右腿弯曲前放，左腿自然弯曲向后放平；双臂弯曲，掌心向前上举，然后腰部用力向左后方转身，转到最大限度后再转回还原。交换左右腿位。

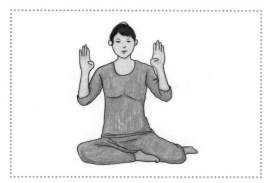

❶ 胸膝卧位

→跪于床上，并使脸及胸部尽量贴紧床面，双腿并拢，屈臂平放，头转向一侧。此动作每次保持10分钟左右，每天做2～3次，可防止子宫后倾，促进恶露排出。从产后第14天开始做，不可过早进行。

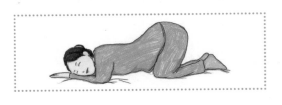

❶ 骨盆倾斜操

↓仰卧，脊背紧贴床面，双手放在腰上。然后，右侧腰向上抬起，扭向左侧，停2秒钟再恢复至原来状态；然后抬起左侧腰，扭向右侧，左右交替进行。每次5遍，每日3次。注意不能屈膝。此动作可使腰部变得苗条。

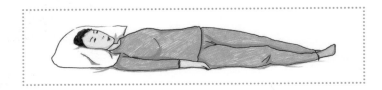

❶ 子宫恢复操

↓俯卧，枕头放在腹部下方，脸侧向一边，保持自然呼吸。即使这样睡着也没关系。早晚各做45分钟。可以防止子宫后位，促进子宫恢复到正常的位置上。

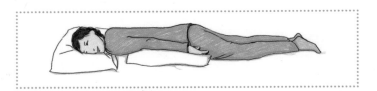

💡 阴道要"抓紧"练习

● 呵护会阴伤口 ●

会阴部是指阴道与肛门之间几厘米的狭窄区域，它是胎儿从新妈妈腹中娩出的下出口部。

自然分娩中撕裂与侧切手术都会给会阴留下伤口，成为细菌感染的主要通道，进而引发生殖系统疾病。在月子中呵护会阴，一定要注意以下5点。

❶ 保持清洁

不论是自然分娩留下的伤口，还是切开的伤口，一般都可在3～5天愈合，每天要用温开水冲洗会阴部2次；为防止伤口污染，排便后应该由前向后擦，还需再次冲洗，然后用消毒棉擦拭外阴；注意勤换卫生护垫，避免湿透而浸湿伤口，造成感染。

⚠ 防止便秘

新妈妈在会阴恢复的1周内，最好进食少渣食物，如牛奶、蛋藕粉、藕粉、蛋汤、米汤、稀粥等半流质食物，以防形成硬便难以排出，影响会阴伤口。便秘时，多吃些香蕉，可用开塞露或液状石蜡润滑，不可迸气用力扩张会阴部，解便时宜先收敛会阴部和臀部，然后坐在马桶上，可有效避免会阴伤口裂开。

⚠ 注意动作

尤其是拆线后前2~3天，避免做下蹲、用力动作；坐立时身体重心偏向右侧，既可减轻伤口受压而引起的疼痛，也可防止表皮错开；避免摔倒或大腿过度外展而使伤口裂开。不宜在拆线当日出院，伤口裂开多发生在伤口拆线的当天，回家后伤口裂开会给处理带来麻烦。

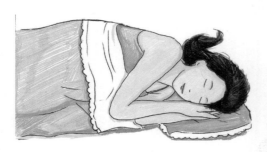

⚠ 采取右侧卧位

产后最初几天，新妈妈宜采取右侧卧位，可防止恶露中的子宫内膜碎片流入伤口，形成子宫内膜异位症，也可以促使伤口内瘀血流出，不致内瘀而形成血肿，影响愈合。待产后4~5天伤口长得较为牢固，恶露难以流入时，便可以采取左右轮换卧位。

⚠ 注意饮食

注意营养均衡，除细粮外应吃些粗粮，多吃新鲜蔬菜和水果，多喝猪蹄汤等汤饮，补充蛋、瘦肉，促进伤口修复；除了严禁饮食辛辣及刺激性食物外，在伤口未愈合前要少吃鱼类。这是因为鱼中含有的有机酸物质，具有抑制血小板凝集的作用，不利于伤口愈合。

• 骨盆肌肉恢复运动 •

⚠ 腹肌及臀部锻炼

仰卧床上，双腿屈起，以双手及两足支撑，向上抬起骨盆部；在抬头的同时，用力收缩臀部。从产后第四天至第六周周末进行锻炼，有利于恢复松弛的腹部及臀部，减少脂肪堆积。

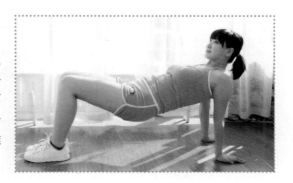

❗ 俯撑骨盆

在做动作时，可以让宝宝看着自己：双膝着地，用手支撑地板，背部保持平坦，收缩腹部的肌肉，并拱起背，有如正发怒的猫一般。头部与背部保持水平状，然后，放松并恢复至原状，试着避免让背部在维持平直之前放松。为加强背部肌肉，只要做以下的运动就可以办到了。

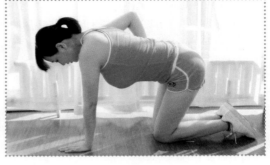

保持背部平坦，低下头来，开始伸直一只脚，保持一只脚与背成直线，不要过高；弯曲膝盖，同时将之置于地板上，让头部回到中心位置。重复6~8次，然后，换另一只脚做6~8次。

❗ 仰卧支撑

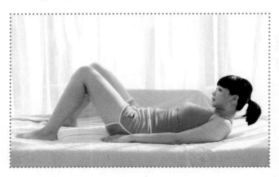

这是对产后恢复非常有益的运动，也有助于减轻新妈妈在剖宫产后的疼痛。

仰卧，屈膝，脚掌贴于地面，双手置于身体两侧，与身体留有少许间隙。深呼吸，随后再慢慢吐气，同时将背部的肌肉平贴在地板上，停留4秒钟，然后放松，重复10次，使肌肉的力量增强。这动作渐渐地能做得越来越久。当新妈妈对这种运动熟练的时候，可以坐着或站着，以减轻背痛。在做这项运动的同时，也可以做骨盆收缩运动。

❗ 举腿缩阴操

新妈妈靠床沿仰卧，臀部放在床沿，双手把住床沿，以防滑下，然后把双腿挺直伸出悬空，慢慢合拢，向上举起向上身靠拢，保持双膝伸直。当双腿举至身躯的上方时，双手扶住双腿，使之靠向腹部，然后慢慢放下，双腿恢复原来姿势。如此重复6遍，每天1次。

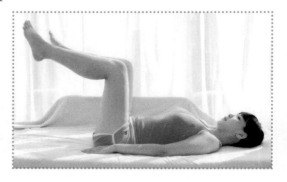

乳房保健很关键

•做好乳房护理•

做好乳房护理，有利于更好地哺喂母乳，对以后乳房的恢复也是非常重要的。新妈妈要想坚持母乳喂养宝宝，会遇到很多意想不到的困难。因此在产后要注意乳房的保护，避免乳头损伤及乳腺炎的发生，做个"挺"美妈妈。

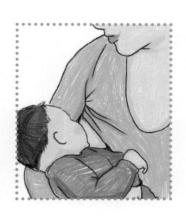

！哺乳期正确喂奶

在哺乳期内，妈妈要采取正确的哺乳方法，两边乳房要交替喂奶，当宝宝只吃空一侧乳房时，新妈妈要将另外一侧的乳房用吸奶器吸空，保持两侧乳房大小对称。同时在喂奶时不要让宝宝牵拉乳头，以避免乳腺炎的发生。

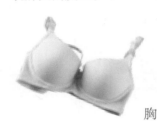

！选择正确的胸罩

由于乳房的大小及重量的增加，应穿着合身、舒适的棉质胸罩，每天应更换干净的内衣。如果使用胸垫来防止乳汁渗出浸湿衣服，应避免选购有塑胶边或支撑的胸垫，每次喂奶后或湿透时即应更换胸垫。记住在穿上胸罩之前最好先让乳房风干一下。

！清洁护理

在沐浴时，使用莲蓬头冲乳房，最好进行冷热交替喷洒，冷热的交替刺激有助于提高胸部皮肤张力，促进乳房血液循环。在正常哺乳结束后，要用干净毛巾蘸温清水将乳房和乳头擦拭干净。切忌使用香皂和酒精之类的化学品来擦洗乳头，否则会因乳房局部防御能力下降，乳头干裂而导致细菌感染。

！及时挤奶

宝宝吃饱后要及时将剩余的母乳挤掉，清空乳房，以利于下一次哺乳时能够重新积聚母乳，对乳房保持坚挺、对称也非常重要。选择双手挤奶和单手挤奶都可以。

双手挤奶：一只手放在乳房上方，另一只手包住乳房，操作时注意不要揉搓乳房。一点点移动双手，同时向乳头方向按压，以感觉不疼痛为度。

单手挤奶：用一只手掌包住乳房，将拇指和示指放在乳晕上。然后上身保持向前倾斜，放在乳晕上的拇指和示指同时用力向乳房内部直接按压。一定要避免用手抓伤乳头。

●产后乳房自救操●

❗平伸屈肘
→直立，双腿分开，双臂和肩部齐平，先向两侧平伸，然后向前弯曲，双手中指相接触，手掌向下，回到开始状态。重复8～16次。

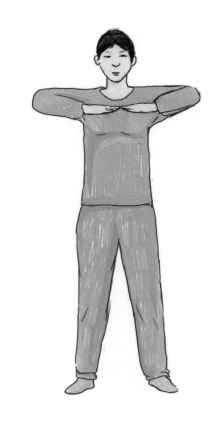

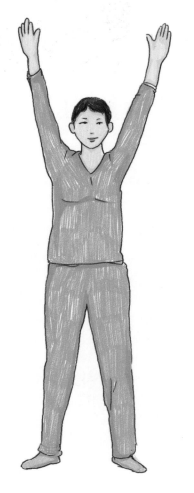

❗伸展手臂
←靠墙壁站立，举起双臂尽量往上伸展，然后轻轻放下手臂。注意脚跟不可抬起。

❗交替出拳
双手握成拳头，左右手轮流向前方击出，当一只手往后收回的刹那，乳房一带会感到特别紧迫，此运动有助于乳汁顺畅排出。

❶扩胸运动

→站立握铃：双腿分开站，双手紧握哑铃（可用矿泉水瓶代替），上半身略向前倾，背部和颈部保持挺直。然后把哑铃向上抬举到胸前，抬起时吸气，放下时呼气。

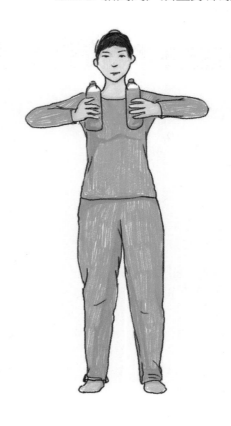

屈臂举铃：双腿合并，腰背挺直站立，上身略微前倾，伸开双臂向后摆到最大限度，停留5秒钟，还原。重复6次。

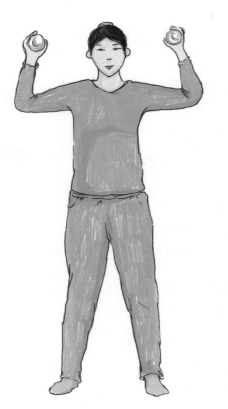

❶上斜推举运动

←双手紧握哑铃侧举双臂，注意向上推时要呼气，手和肘关节则保持微屈，推至最高点停留2秒钟；放下时手臂弯曲成90°角。重复12次。

第二节　爱美就要悉心呵护

　　生完宝宝后，面对身材走形的状态，很多新妈妈都非常焦虑，想要拼尽全力去改变。这种拼搏是因为新妈妈有着对美好生活的渴望，希望用最美的自己面对世界。

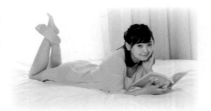

42天产后身材恢复

•好身材要从细节开始•

❗月子期间要使用腹带

　　新妈妈在生育后，腹部会松弛，很容易下垂，肌肉弹性降低，这样的腹部使新妈妈的形象大打折扣，同时摇摇欲坠的腹部也给行动带来不便。这时就需要穿具有一定收腹作用的腹带，腹带的上端高过肚脐，这样腹部肌肉通过外力收紧，不至于下垂。即使穿上职业装，也一样显得好看。但腹带只具有收腹作用，不使用时，腹部又会松弛。

❗适当控制饮食

　　传统的坐月子观念总是让孕妈妈吃许多高热量食物，又不运动，从而造成产后肥胖。因此坐月子期间，不要吃得过多，避免营养过剩，脂肪在体内堆积。要合理安排饮食，既要吃肉类也要进食蔬菜、水果，保持营养均衡，并适当运动。

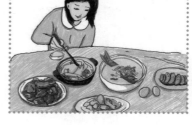

❗小动作造就好身材

　　拎包时：女性外出一般都会携带提包，在不妨碍别人的情况下，可以把它当成"微型运动器械"前后甩动，这种甩提包的动作可以锻炼手臂肌肉。但要注意，假如提包过重就不要前后甩动了，不然，不仅会损伤肩关节，还可能打伤四周的路人。

　　等电梯时：等电梯的一段时间，也不是无事可做，可以利用这段时间进行收腹练习。将注意力集中在腹部，全力收紧，感觉仿佛肚脐贴近后背，坚持6秒钟后还原。

　　坐车时：妈妈可以轻松地做运动。大小腿成90°摆好，脚跟固定不动，脚尖上下反复摆动，这个动作可以锻炼小腿部的肌肉，让小腿线条更匀称。同时，坐着的时候还能够锻炼腹肌，双腿并拢抬至离地面约5厘米的高度，将腿悬空，尽量保持这个姿势，能坚持多久就坚持多久。

站在公交车上：即使站着也能做很多小动作，用手拽住车上的吊环，时而用力握紧，时而放松，反复做，可以让手腕变细。双手抓紧吊环，双脚微微打开，将身体前倾，此时能感觉腹部肌肉紧绷，可以锻炼腹部肌肉。

🔅 重塑美腹操

❗ 腹肌操

面向上平躺，双腿屈起，双手放在背后，使后背拱起。轻轻用力收缩腹部肌肉，不要憋气，用力使身体恢复平直。此动作每日数次，每次5下。可收缩腹部肌肉。

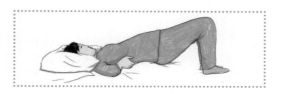

→ 操作方法

有氧运动可以帮助身体消耗热能。开始训练时可以在8分钟左右，逐渐增加到15分钟，强度要保持在中度。动作不要复杂，要容易完成，熟悉动作后可以改善动作的质量，提高效率。在一节训练快要结束时更应该强调强度。训练中间，动作强度也应该大一些，但这需要小心监护。

❗ 骨盆摇摆

仰卧，屈膝，脚掌贴于地面。吸气、吐气均匀，同时，腹部肌肉用力，然后做骨盆摇摆运动。

使肌肉紧紧地收缩，并维持脚掌平贴于地板上的姿势。滑动双腿，往两边移动。试着让背部保持仰卧的状态。当背部与地面开始有空隙的时候，再将双腿并拢，弯曲膝盖，同时收缩腹部。然后，再重复进行这个运动。最初，因为腹部肌肉无力，所以双腿张开的程度并不大。但是，当腹部肌肉越来越有力时，双腿张开的角度也会越来越大。

小贴士

假如腹直肌有很大的裂口，应该交叉双臂，环绕着腹部，左手在右边，右手则在左边，置于腰部。

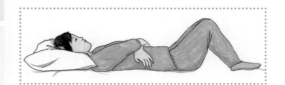

腹肌的训练可以帮助雕塑形体，训练时如果速度降低或改变身体的姿势，锻炼持久力，则可以通过增加重复次数来提高强度。

●轻松恢复纤细玉臂●

❶5分钟瘦臂操

↓双臂直平举：双脚与肩同宽站立，向前出拳。之后呼气，将上身尽量前倾至最大限度；吸气，再把两臂向后摆，重复15～20次。

↓左臂后抬：上身直立，左手持哑铃（或水瓶），右手自然放松叉腰；左臂向外伸直，呼气，左臂抬高伸直与肩在同一水平线，再向头后弯曲，注意保持肱二头肌不动；左右臂交替各20次。

单臂前屈：手持哑铃，把右手臂向上伸直，并向内弯曲，约成45°；左右手臂交替重复20次。

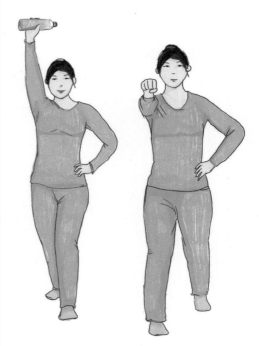

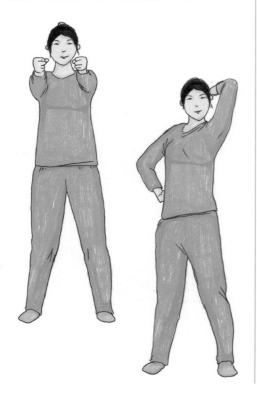

↑弓步举臂：转变站姿，脚呈前后弓字步，上身前倾；然后手持哑铃，右臂重复向上提升、放下，以拉动肱二头肌；左右手交替重复20次。

↑弓步出拳：右腿向前迈一步后，随之右臂屈肘并向前打出，而另一只手臂弯曲，收于腰间；左右手臂交替各20次。

⊕ 手臂环绕

↓落臂下蹲：弯曲右手臂，用右手托住左臂。当放下手臂的时候，弯曲膝盖。同时，当手臂向上举时，伸直膝盖。恢复原来的姿势。左手臂的运动重复进行4次。然后，换右手臂再重复4次。

↓右臂上举：双脚分开站立，脚尖微微向外，将重心平均置于双脚上。要确定臀部和腹部已经收紧，然后，右手臂高举过头顶。

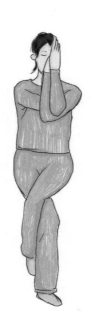
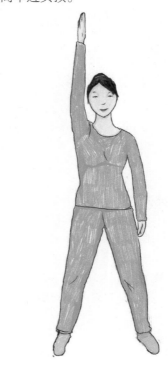

●恢复娇翘美臀●

⊕ 转臀运动

→动作：身体躺卧，手肘平放于地，双脚合并，屈膝，双膝向左下压地板，再向右下压地板。

功效：可促进血液循环，使臀部肌肉恢复弹性。压双膝时，脚尖应尽量不动，这样功效较佳。

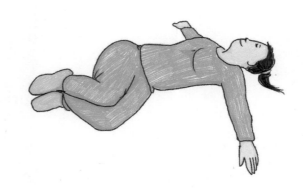

! 爬行运动

↓动作：双手撑起上半身，双脚屈膝，趴于地上，类似擦地状。妈妈可用护膝，避免受伤。

功效：恢复臀部肌肉弹性。

! 美臀运动

动作：平躺在床上，双手抱左膝，将左膝靠向腹部，再换右膝。或以手抱双膝，同时靠向腹部。

功效：两腿可以交换做，也可以同时做，可美化臀部并收缩小腹。

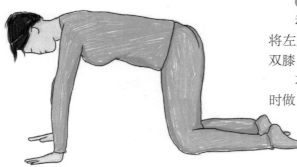

● 塑造完美大腿 ●

! 做双腿健美操

动作：脚尖向外站立，腰背挺直，双腿叉开微屈，与肩同宽；双手向前，双腿微屈下蹲，上身仍然保持挺直。

● 呵护双脚 ●

怀孕时孕妈妈往往足部肿胀，而在分娩后肿胀消除，就会显出皮肤松弛，脚形走样。

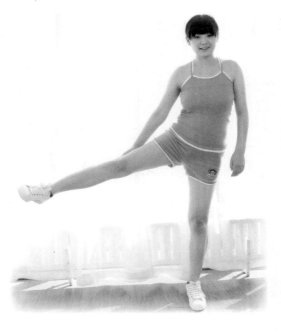

小贴士

适当的运动能够有效改善腿部曲线，增强腿部肌肉力量，可减少水分囤积，消除水肿。这套双腿健美操新妈妈可以在产后第五天开始练习！

! 选一双适合自己的鞋

脚部角质是身体最粗厚的地方，而穿凉鞋会使足部的肌肤变得越来越粗糙。脚后跟是与鞋子接触的地方，经常摩擦会长出硬皮和老茧。除此之外，平时穿惯高跟鞋的脚还会因重心集中在足掌，导致大小脚趾变形和肿胀，所以，想要呵护双脚，选一双适合自己脚的鞋是根本。

！定期清洁保养

花30分钟时间美化新妈妈的双脚，就可以把粗硬的脚跟、死皮、受损变厚的脚趾统统变得美观如意。以下步骤每天进行1次，1周后就可以让新妈妈拥有一双柔嫩美足。

步　骤	操作方法
1	每周修剪1次脚指甲，脚指甲的形状以方形最为恰当，把它们修成椭圆形或尖形，可能会造成趾甲生长方向错误而嵌入肉里。剪好之后要用锉刀轻轻磨光，但要顺着同一个方向磨
2	清洁浸泡，软化角质，去除角质前先将脚泡在温水里，既软化了硬角质又有助于血液循环
3	利用浮石将脚跟、脚底、大脚趾下面的硬茧部位磨一下，去除角质化的硬皮与硬茧
4	滋润足部皮肤，用乳液滋润、按摩双脚，还可以定期做一次蜡膜护理
5	穿鞋前可先喷上保持足部干爽的喷雾，避免出汗滋生细菌及足部异味的产生

💡 呵护秀发

● 产后脱发不担忧 ●

产后脱发，其根源在于孕期雌激素水平的变化。怀孕后，雌激素分泌增多，导致毛发更新缓慢，很多应在孕期正常脱落的头发没有脱落，一直保存到产后。产后雌激素水平下降到正常，衰老的头发就会纷纷脱落，造成部分头皮不长头发的现象。脱发多半会在分娩后2～3个月中发生，但到3～6个月以后就会恢复正常了。

分娩时精神恐惧、情绪波动及产后劳累等，亦会使脱发加重。产后脱发一般不会形成弥漫性脱发，脱发的部位大多在头部前1/3处。随着分娩后机体内分泌水平的逐渐恢复，脱发现象会自行停止，一般在6个月左右即可恢复。因此，产后脱发是正常的生理现象，新妈妈不必为此而过度担忧或恐惧，但护发措施也要做好。

● 饮食调治产后脱发 ●

在饮食上，注意平衡膳食，多补充蛋白质，多食新鲜蔬菜、水果、海产品、豆类、蛋类等，以满足身体和头发对营养的需要。

● 洗发力度宜适中 ●

需注意的是，洗发次数较多的新妈妈，或发质为中性、干性的新妈妈，应使用化学性质温和的洗发露，以防头发的油质保护层被破坏，使头发变得干枯。洗发次数少，或头发为油性的新妈妈，则应使用去污效果好的洗发精。

！洗发后需营养护发

洗发后最好涂抹适量含有蛋白质的护发乳，防止发梢分叉、干涩，以保持头发的光滑柔顺。提醒新妈妈，在用护发乳时，最好涂在头发的发梢或发尾处，这样效果才佳。在洗发时不可用力抓挠，应用指腹轻轻按摩头皮，促进头发的生长与脑部的血液循环。

！水温要适宜

多数人都偏好用较热的水洗发，以为水温越高，清洗效果越好。尤其是头皮较痒的时候，用热水洗起来非常舒服。其实洗发时所使用的洗发精足以洗净头皮及发丝间污垢。如果水温太烫，反而会致使头发干涩，而且也会把头皮分泌的滋润脂质一并洗掉，如此一来，发丝失去了光泽，头皮也容易紧绷、发痒。

产后"战"痘，斑点去无踪

●祛斑选择治本●

！保证睡眠

产后新妈妈应该保证每天7～8小时的睡眠时间。这里说一点，相信所有的新妈妈听后就会倍加重视睡眠质量了。研究发现，在产后6个月的新妈妈中，睡眠时间少于5小时者与睡眠时间保证7小时以上者相比，前者无法减重到孕前状态的概率是后者的2倍。

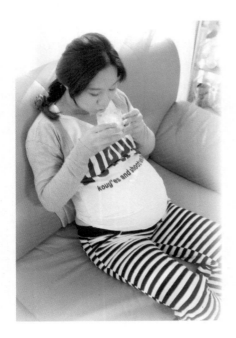

！日常饮食也要注意

多吃富含维生素E、维生素C，以及蛋白质的食物，如茄子、鲜枣、薏米、核桃、花生米，肉类要吃瘦肉，多喝牛奶。维生素C也是美容的一大法宝，可大大降低黑色素的产生，让新妈妈的脸蛋儿变得粉嫩粉嫩的！

！预防高温

尽量避免在高温的环境下活动，因为高温更会刺激黑色素的产生。尤其是在夏季的时候，外出时间不要太长，以免受到高强度的紫外线照射。每次外出经历日晒后，回家要先清洁面部，保证肌肤水分充足。

！吃剩果蔬变宝贝面膜

果蔬面膜祛斑法已经不是什么新鲜方法了，虽然古老，但我们还是应该了解它的原理。用果蔬来作面膜是为了汲取天然植物中的精华，如丰富的维生素、天然养分、水分、微量元素等。再加上新鲜的水果、蔬菜本身就是可以吃的材料，所以使用它们来敷面会更加安全和健康，可以大大增加肌肤的弹性和光泽。尤其是果蔬汁的美白效果可不是吹嘘的哦！是真的有快速、有效的美白作用。

白萝卜美白：新鲜的白萝卜主要有补充水分的作用，让肌肤喝饱水，美白还是难题吗？

方法：将白萝卜洗净，榨汁，用汁水轻轻拍打脸部。每天早晚洗漱后进行就可以了。

黄瓜滋润：黄瓜汁能美容，也有洁肤美白的作用，黄瓜捣碎敷面可以舒展皱纹，防止皮肤老化。治疗皮肤晒伤和炎症，使皮肤变得更富弹性。

方法：将黄瓜用榨汁机搅拌成细泥状，然后加入1小匙面粉和配方奶（也可适量加入少许珍珠粉，或用珍珠粉代替面粉），拌匀，再用涂抹棒将其均匀地涂抹在脸上，坚持15～20分钟后用清水洗净即可。

● 赶走痘痘不是问题 ●

分娩后应该好好呵护肌肤，新妈妈一起来针对青春痘、妊娠纹、脱发、色斑等产后皮肤问题做修复的工作吧。

❗ 海带敷面法

在市场上买那种最常见的干海带，用水泡开后，再清洗干净，因为多数海带上面都会附着盐。将清洗好的海带放在痘痘严重处，敷面15分钟后，清洁面部即可。

● 可以消除黄褐斑的食物 ●

孕妈妈由于体内代谢变化，营养素及饮食不平衡，皮肤会发生许多变化，典型的是由于妊娠期雌激素、黄体酮浓度升高，促使黑色素细胞产生色素沉着，形成黄褐斑。孕妈妈可进行食物调理，从内入手，表里同治，长期坚持下去，这是其他任何美容方法都无法比拟的。

食物名称	功 效
猪蹄、猪皮	含大量胶原蛋白，可增加皮肤积水，使之细嫩丰满，减少干燥
冬瓜子、丝瓜	含多种酶，可分解黑色素，使皮肤变白
番 茄	含丰富的谷胱甘肽和维生素C，利于沉着色素的减退
黑芝麻、松子仁	含丰富的维生素E，可防止皮肤脂质氧化

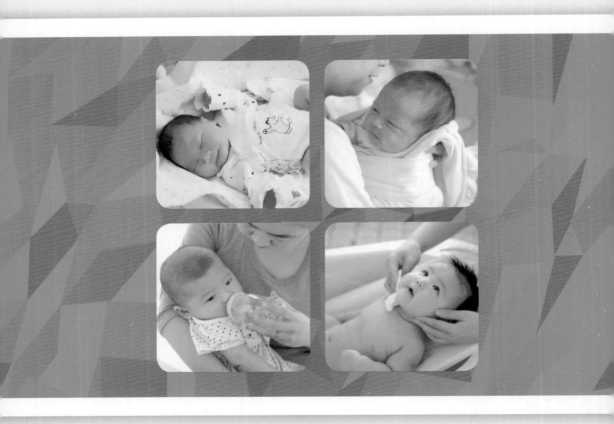

　　新生儿期是从胎儿出生到适应周围环境的一段时期，由于新生儿的适应能力不强，易发生疾病，因此新手爸妈必须重视对新生儿的护理和保健工作。

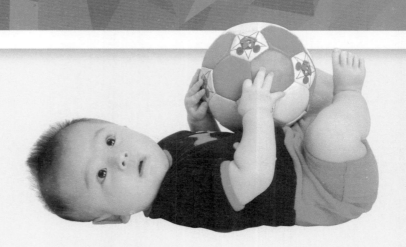

第六章

新生儿
护理与保健

第一节 新生儿发育的标准及分类

从宝宝出生的第1天，一直到第28天，这段时期的宝宝称为新生儿。这一时期虽然只有短短的28天，却是宝宝生长发育的第一个阶段，是非常重要的。

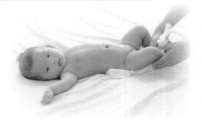

新生儿发育标准

出生时		
	男宝宝	女宝宝
身　长	46.8～53.6厘米，平均为50.2厘米	46.4～52.8厘米，平均为49.6厘米
体　重	2.5～4.0千克，平均为3.2千克	2.4～3.8千克，平均为3.1千克
头　围	31.8～36.3厘米，平均为34.0厘米	30.9～36.1厘米，平均为33.5厘米
胸　围	29.3～35.3厘米，平均为32.3厘米	29.4～35.0厘米，平均为32.2厘米

满月时		
	男宝宝	女宝宝
身　长	52.3～61.5厘米，平均为56.9厘米	51.7～60.5厘米，平均为56.1厘米
体　重	3.8～6.4千克，平均为5.1千克	3.6～5.9千克，平均为4.8千克
头　围	35.5～40.7厘米，平均为38.1厘米	35.0～39.8厘米，平均为37.4厘米
胸　围	33.7～40.9厘米，平均为37.3厘米	32.9～40.1厘米，平均为36.5厘米

新生儿的分类

新生儿的分类方法有多种，最常用的是依据胎龄和体重分类。下面我们可以通过表格了解新生儿的各种类型。

●根据胎龄分类●

类　型	标　准	表　现
足月儿	指胎龄满37～42周的新生儿	各器官、系统发育基本成熟，对外界环境适应能力较强
早产儿	胎龄满28周至不满37周的新生儿	尚能存活，但由于各器官系统未完全发育成熟，对外界环境适应能力差，患各种并发症的概率大，因此要给予特别的护理
过期产儿	胎龄满42周以上的新生儿	过期产儿并不意味着他们比足月儿发育得更成熟；相反，一部分过期产儿是由于新妈妈或胎儿患某种疾病造成的，出生后危险性更大，所以一定要认真监护

●根据重量分类●

类　型	标　准	表　现
低体重儿	出生时体重小于2 500克的新生儿	低体重儿大部分为早产儿，部分为过期产儿。这样的新生儿有一套严格的护理方法，请严格按照医生的建议进行护理
正常体重儿	出生时体重达到2 500～4 000克的新生儿	足月正常体重儿是最健康的新生儿，可参考本书内容进行护理
巨大儿	出生体重超过4 000克的新生儿	部分巨大儿是由于新妈妈或胎儿患某些疾病所致，如新妈妈患糖尿病、胎儿有Rh溶血症等，所以不能盲目认为新生儿越胖越好，要加强监护

第二节　新生儿的生理特点

宝宝刚刚离开母体开始独立生活，周围环境骤然改变，迫使宝宝必须适应新的、不断变化的外部环境，因此新妈妈应该特别注意宝宝的一举一动。

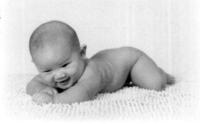

◉ 呼吸特点

新生儿以腹式呼吸为主，每分钟可达40～45次。新生儿的呼吸浅表且不规律，有时会有片刻暂停，这是正常现象，不用担心。

◉ 排泄特点

新生儿一般在出生后12小时开始排胎便，胎便呈黑绿色或黑色黏稠糊状，这是胎儿在母体子宫内吞入羊水中的胎毛、胎脂、肠道分泌物而形成的粪便。3～4天胎便可排尽，吃奶之后，粪便逐渐呈黄色。吃配方奶的宝宝每天排便1～2次，吃母乳的宝宝排便次数稍多些，每天4～5次。若新生儿出生后24小时尚未排胎便，则应立即请医生检查，看是否存在肛门等器官畸形。平常在新生儿排便后应用温水清洗，并拭干。

新生儿第一天的尿量为10～30毫升。在出生后36小时之内排尿都属正常。随着哺乳摄入水分，新生儿的尿量逐渐增加，每天可达10次以上，日总量可达100～300毫升，满月前后日总量可达250～450毫升。

◉ 睡眠特点

一天之内新生儿有90%的时间处于睡眠状态，所以他醒着的时间总共才2～3小时，新生儿不断地进行着睡眠—觉醒周期的循环更替，这个循环以每30～60分钟循环一次。此周期包括6个状态：深睡、浅睡、瞌睡、安静觉醒、活动觉醒及啼哭。

刚出生的新生儿自己无能力控制和调整睡眠的姿势，他们的睡眠姿势是由别人来决定的。新生儿初生时保持着胎内的姿势，四肢仍屈曲，为使在产道咽进的羊水和黏液流出，出生后24小时内，可采取头低右侧卧位，在颈下垫块小手巾，并定时改换另一侧卧位，否则由于新生儿的头颅骨骨缝没有完全闭合，长期睡向一边，头颅可能变形。如果新生儿吃完奶经常吐奶，刚喂完奶后，要取右侧卧位，以减少溢奶。

💡 体温特点

　　新生儿不能妥善地调节体温，因为他们的体温中枢尚未发育成熟，皮下脂肪薄，体表面积相对较大而易于散热，体温会很容易随外界环境温度的变化而变化，所以针对新生儿，一定要定期测体温。每隔2~6小时测一次，做好记录（每日正常体温波动应在36~37℃），出生后常有一过性体温下降，经8~12小时渐趋正常。

　　室内温度应保持在24~26℃，新生儿保温可采用热水袋或用装热水的密封瓶，将其放在两被之间，以宝宝手足暖和为宜。

💡 血液循环特点

　　新生儿出生后随着胎盘循环的停止，改变了胎儿右心压力高于左心的特点和血液流动方向。卵圆孔和动脉导管从功能上的关闭逐渐发展到解剖学上的完全闭合，需要2~3个月的时间。新生儿出生后的最初几天，偶尔可以听到心脏杂音。新生儿心率较快，每分钟可达120~140次，且易受摄食、啼哭等因素的影响。

💡 体态特点

　　新生儿神经系统发育尚不完善，对外界刺激的反应是泛化的，缺乏定位性。新妈妈会发现，新生儿的身体某个部位受到刺激时，全身都会发出动作。清醒状态下，新生儿总是双拳紧握，四肢屈曲，显出警觉的样子；受到声响刺激，四肢会突然由屈变直，出现抖动。妈妈会认为新生儿受了惊吓，其实这是新生儿对刺激的泛化反应，不必紧张。

　　新生儿颈、肩、胸、背部肌肉尚不发达，不能支撑脊柱和头部，所以新手爸爸、妈妈不能竖着抱新生儿，必须用手把新生儿的头、背、臀部几点固定好，否则易造成脊柱损伤。

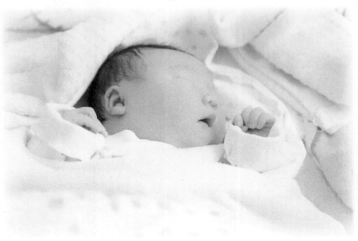

第三节　新生儿喂养

新生儿从孕妈妈提供全部营养过渡到胃肠道吸收提供营养，对母体外的环境还不能很好地适应。如果喂养不当，就容易导致新生儿营养不良。

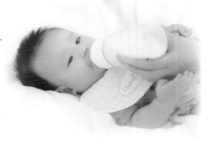

教会新生儿吮吸母乳

• 母乳喂哺的姿势 •

妈妈可以坐在床上或椅子上给宝宝喂奶。宝宝3个月之前不宜采用卧位哺乳的方式，以免妈妈睡着了，乳房堵住了宝宝的口鼻造成窒息。

哺乳时侧向抱着宝宝，用妈妈的手臂支撑着宝宝的颈部，颈部的来回扭动不利于宝宝的吸吮。采取侧抱便能让宝宝的嘴正好对着乳头。

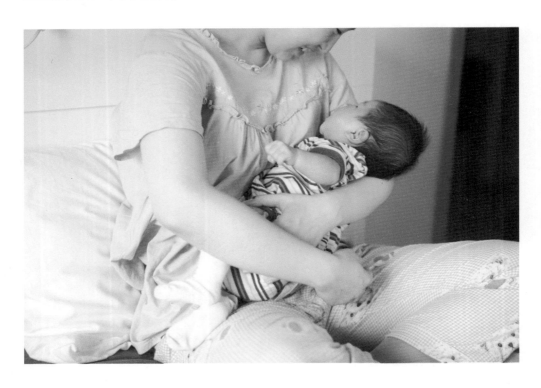

·乳头咬破或疼痛怎么办·

在这个阶段里妈妈还要注意保护乳头，不要总用一侧乳房喂宝宝。哺喂时要注意保持乳头清洁，防止宝宝过分吮吸将乳头吸伤。哺喂前要把手洗干净。

人工喂养

·如何冲泡配方奶·

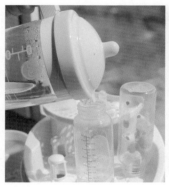
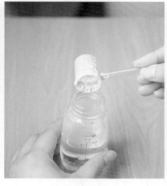
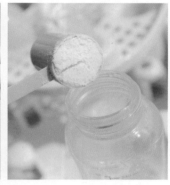

❶ 热开水与凉白开混合，使之温度在40℃左右，然后按所需要的量注入奶瓶中。

❷ 使用配方奶粉附带的量匙，盛满刮平。由于不同的器具体积不同，所以要注意根据标示取用。

❸ 按照配方奶的说明进行添加（一平匙配方奶粉兑30～60毫升的水，具体要求见配方奶食用说明）。

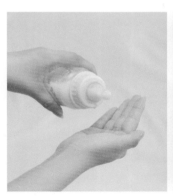
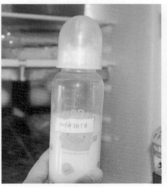
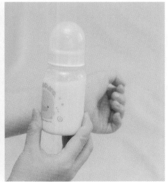

❹ 轻轻地摇晃加入配方奶的奶瓶，使配方奶充分溶解于水中。摇晃时易产生气泡，要多加注意。

❺ 用40℃左右的开水补足到标准的容量。盖紧奶嘴后，再次轻轻地摇匀。

❻ 用手腕的内侧感觉温度的高低，稍感温热即可。若过热可用流水冲凉。

💡 用奶瓶哺喂的技巧

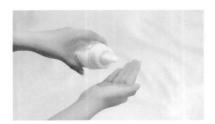

❶ 注意查看奶嘴是否堵塞或者流出的速度过慢。如果将奶瓶倒置时呈现"啪嗒啪嗒"的滴奶声就是正确的。

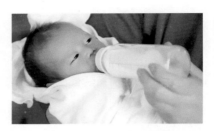

❷ 喂配方奶时最常用的姿势就是横着抱。和喂母乳时一样，也要边注视着宝宝，边叫着宝宝的名字喂奶。

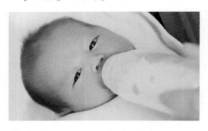

❸ 在喂母乳时，宝宝要含住妈妈的乳头才能很好地吮吸到乳汁。同样，在喂配方奶时也要让宝宝含住整个奶嘴。

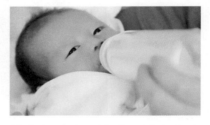

❹ 空气通过奶嘴进入到宝宝腹中，会造成宝宝打嗝。所以在喝奶时应该让奶瓶倾斜一定角度，以防空气大量进入。

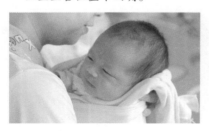

❺ 即便是抱着的情况下，宝宝也会打嗝，这时可以轻轻地拍打宝宝的背部，这样就能防止打嗝溢乳。

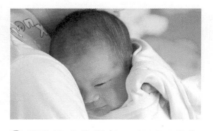

❻ 通过压迫其腹部，也可以让打嗝的症状加以缓解。为了防止弄脏衣物，可以在妈妈的肩膀上放块手绢。

💡 奶瓶的清洗和消毒

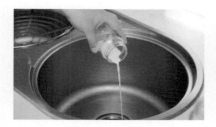

❶ 每次喂奶之后，一定要把残余的奶液倒掉，及时清洗，以免奶渍凝结在瓶身上。

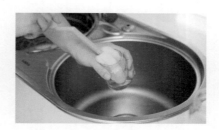

❷ 用专门的奶瓶刷和海绵，伸进奶瓶，把各个角落清洗干净，特别要注意瓶颈和螺旋处。可以用专用的奶瓶洗涤剂，也可以使用天然食材制成的洗涤剂，用刷子和海绵彻底清洗。

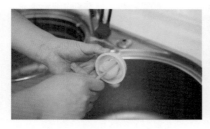

❸ 奶嘴部分很容易残留配方奶，无论是奶嘴外侧还是内侧都要用海绵和刷子彻底清洗。

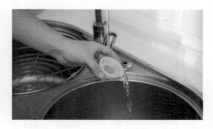

❹ 为了防止洗涤剂残留，要将奶嘴用流水冲洗干净，最好能将奶嘴翻转过来清洗内部。

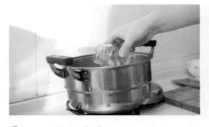

❺ 锅里的水沸腾以后，就可以放入清洗干净的奶瓶和奶嘴进行消毒。煮沸3分钟左右就可将奶嘴取出，奶瓶可以在煮沸5分钟左右的时候取出。

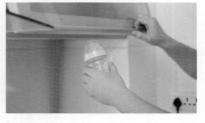

❻ 煮沸结束后，可以放在干净的纱布上沥水，之后放在合适的盒子内即可。

💡 如何判断新生儿是否吃饱

●**判断新生儿吃得饱不饱的标准**●

饥饿的宝宝首先会变得急躁，活动增多，拱嘴或是扮怪脸，哭泣是饥饿晚期的表现。

其实大多数妈妈的母乳都能满足宝宝的需要。如果新妈妈还是担心宝宝吃不饱，下面几个标准可以帮助新妈妈了解自己的母乳是否足够宝宝食用：

1. 喂奶前乳房丰满，喂奶后乳房较柔软。

2. 喂奶时可听见吞咽声（连续几次到十几次）。

3. 新妈妈有下乳的感觉。

4. 尿布24小时湿6次或6次以上。

5. 宝宝粪便软，呈金黄色、糊状，每天2～4次。

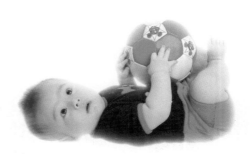

6. 在两次喂奶之间，宝宝很满足、安静。

7. 宝宝体重平均每天增长18～30克或每周增加125～210克。

有时候宝宝会无时无刻不想吃奶，但也不能完全意味着他饿了。更多时候他只是想吸吮妈妈的乳头，渴望和你亲近，希望新妈妈能关注他。

●**如何判断母乳是否充足**●

判断依据	判断标准
哺乳情况	能够听到连续几次到十几次的吞咽声；两次喂哺间隔期内，宝宝安静而满足；宝宝平均每吸吮2～3次就可以听到下咽一大口的声音，如此连续约15分钟就可以说明宝宝吃饱了
排泄情况	宝宝粪便软，呈金黄色糊状，每天排便2～4次，尿布24小时湿6次或6次以上
睡眠情况	如果吃奶后宝宝安静入眠，说明宝宝吃饱了。如果吃奶后还哭，或者咬着乳头不放，或者睡不到2小时就醒，则说明奶量不足
体重情况	新生儿每周平均增重150克左右，2～3个月的宝宝每周增长200克左右
神情状态	宝宝眼睛很亮，反应灵敏

第四节 新生儿日常护理

　　新手爸妈有着初次为人父母的欣喜和激动，但是新生儿的护理有非常高的挑战性。新手爸妈如果准备不充分，往往会措手不及，产生一些麻烦。那么新生儿的日常护理都需要注意什么呢？

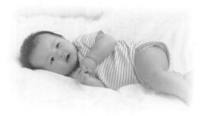

需要重点护理的部位

·护理新生儿眼部·

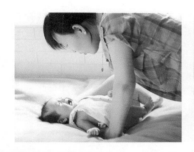

❶ 固定宝宝的头部：可以先支撑起宝宝的颈部后，再用手摁住额头。

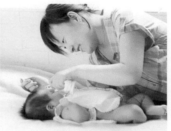

❷ 用蘸湿的软布按眼角到眼梢的顺序擦洗眼部分泌物。每次使用过的棉布都要及时扔掉，以免宝宝抓取。

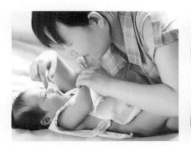

❸ 向上拉眼睑：妈妈可以用手指向上牵拉宝宝的眼睑，取下脏物。

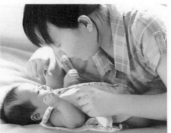

❹ 向下拉眼睑：换过软布之后，妈妈用手指向下牵拉眼睑，取下脏物。

小贴士

　　妈妈在帮宝宝清理眼屎时，力气不宜过大，只要轻轻擦拭就可以，以免伤害宝宝眼睛周围的肌肤。清洁工具应选用消过毒的纱布或棉棒，且使用次数以一次为限。另外，应避免在眼睛四周重复擦拭，以免造成宝宝眼睛细菌感染。

●护理新生儿耳鼻●

❗护理新生儿耳鼻

在平时，耳朵主要用水清洗即可。在洗澡的时候，要用起泡的香皂仔细清洗耳后及耳周围，用浸湿的纱布或者浴巾小心地擦拭。特别要注意用纱布或浴巾仔细地擦洗耳郭或耳孔。正常来说，耳垢会随着身体的移动，自行脱落出来，而宝宝的耳垢，即使不去清理，也不会对宝宝的听力造成任何影响。

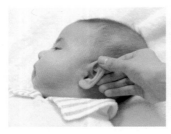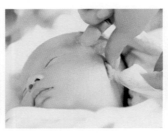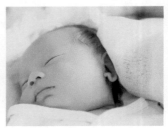

❶ 让宝宝侧卧：为了不让宝宝感到紧张，要边跟他说话，边使其侧卧。

❷ 清洗宝宝耳郭周围：将涂有香皂的纱布或浴巾缠在手指上，仔细地擦洗宝宝的耳郭及周围。

❸ 稍稍用力地擦拭：用浴巾或者棉签轻轻地清除残留在宝宝耳部的水珠。

❗清除宝宝的鼻屎

新生儿鼻腔分泌物，有一部分为羊水和胎脂；另一种常见的垢物，多半是宝宝吐奶或溢乳时，乳液从鼻腔出来后遗留下来的奶垢。

如果宝宝鼻子里经常有少量的鼻涕流出，干燥后结成痂皮形成鼻屎，颜色呈淡黄色，这也属于正常情况。

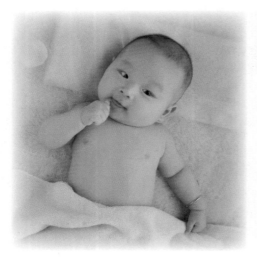

清除宝宝鼻屎的操作步骤	
1	将宝宝置于灯光明亮之处，或者使用手电筒照射
2	轻轻固定宝宝的头
3	用棉棒蘸一些温开水或生理盐水
4	将蘸了水的棉棒轻轻地伸进宝宝鼻子内侧顺时针旋转，即可达到清洁的目的

• 护理新生儿脐部 •

❗ 脐带残端护理的具体方法

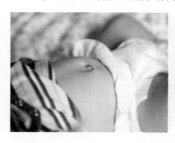 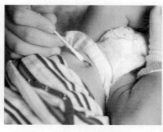 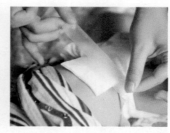

❶ 洗净双手，将宝宝的脐带残端轻轻拉起。

❷ 用碘附将棉签蘸湿，然后从脐带根部开始消毒。

❸ 消毒完毕，覆盖上几层叠好的无菌纱布，然后用胶带固定在脐周。

❗ 新生儿脐带残端脱落的护理

在新生儿脐带残端脱落前后，要用75%的碘附加以消毒，这样可以加速脐带残端的干燥，避免细菌感染。在正常的情况下，脐带残端在宝宝出生后7～10天就会干燥脱落，一般不会超过14天。大部分的脐带残端都会很干脆地脱落下来，肚脐也会很快就干了。如果宝宝肚脐出血了，父母就要用75%的碘附擦去血迹，再用消毒纱布包扎脐部就可以了。这样一般几天后即可愈合，没有必要使用止血药，但是应该注意保持肚脐干燥。

❗ 要保持新生儿肚脐干净

父母要定时给宝宝清理肚脐，因为肚脐的分泌物会很多。每次给宝宝洗澡后，要记得将肚脐部位的水分擦干净，用棉棒蘸碘附在肚脐处擦拭，不可把爽身粉撒在肚脐的周围。每次给宝宝换尿布时，要检查脐部是否干燥，如果脐部是潮湿的，可重复上面的动作，以碘附再次擦拭。干燥后的肚脐就容易脱落了。

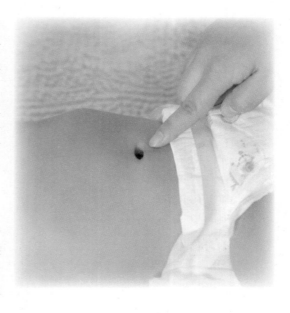

❗ 脐息肉芽谨防细菌感染

新生儿剪短脐带后，如果持续半个月脐息肉芽还没有脱落，这个时候就需要找医生用化学物质来破坏肉芽，等待几天后，脐息肉芽就会慢慢干化并且顺利掉落。

💡 如何抱新生儿

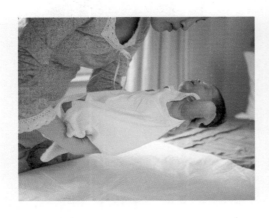

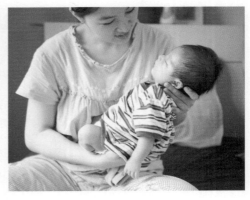

❗抱起

妈妈将左手插到宝宝的脖子下面，轻轻地托起宝宝的头；右手插到宝宝的屁股下面；左手先用力托起宝宝的头，然后右手也跟着用力，就把宝宝从床上抱起来了。尽量让宝宝的身体靠近妈妈的身体。

❗横抱

将宝宝的头部枕在妈妈的一只胳膊上，妈妈的手托住宝宝的屁股，另一只手托住宝宝的背部和屁股。

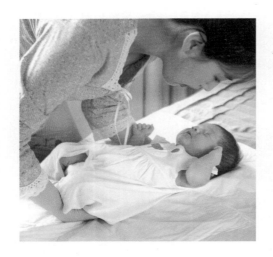

❗放下

妈妈用整只手臂托住宝宝的背部、颈部、头部，将宝宝的身体放到床上后，妈妈才能将下面的手从宝宝的身体底下抽出来，最后再将托着宝宝头部的手抽出来。

💡 新生儿洗澡前后须知

●做好沐浴前的准备●

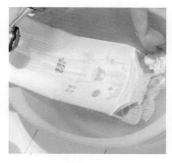 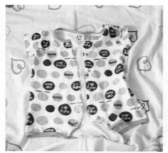 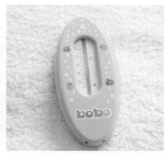

❶ 注水：注意水盆里的水不要倒得太满。

❷ 准备衣物：在往宝宝浴缸里注水的同时，也要准备好换用的衣物及尿布等。

❸ 确定水温：适合宝宝沐浴的水温大约与新妈妈羊水的温度相同，在38℃左右。

●沐浴后需要做的事●

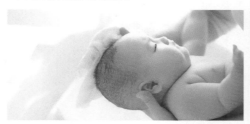 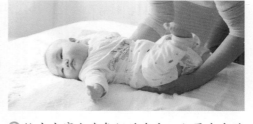

❶ 宝宝沐浴结束以后，要马上用预备好的毛巾擦拭干净。不要忘记擦脖子下及腋下等。

❷ 给宝宝穿上准备好的内衣。如果宝宝的身体已经不发热，就要尽快地给他穿上外衣。

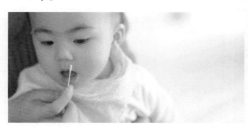 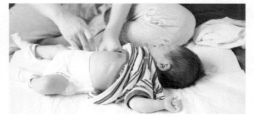

❸ 用棉签清洁脐部、耳朵及鼻孔等处残留的水分，避免水分的残留。

❹ 将水分完全擦干后，就可以给宝宝换上尿布了。要趁着刚刚沐浴完，宝宝的心情比较好，尽快换上尿布。

🔆 新生儿常备的洗护用品

宝宝的用品不比成人的少，基本包括宝宝润肤油、宝宝防晒露、宝宝沐浴液、宝宝洗发露、爽身粉、护臀霜等，主要的功能是滋润和保护皮肤。

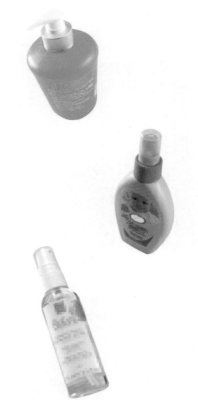

● 正确使用洗护用品 ●

洗澡时，刚出生的宝宝要使用配方温和的洗护产品，宝宝的皮肤很薄，要轻轻地擦拭，不能用力。等宝宝稍微大一点，就可以选择有一定去污功能的产品了。

● 正确使用爽身粉 ●

每次宝宝洗澡之后，都要将爽身粉擦在宝宝皮肤的褶皱处，因为宝宝脂肪比较多，涂上爽身粉，就可以防止起痱子，还可以减少衣服对宝宝皮肤的摩擦。但是，爽身粉不宜涂抹太多。在洗完澡后可用粉扑蘸上少许爽身粉轻轻地涂在宝宝的皮肤上，绝不可直接将爽身粉撒在宝宝身上，以免将爽身粉吸入宝宝的鼻孔或散落在眼睛里。新生儿的会阴部不可撒爽身粉。

● 正确使用护臀霜 ●

宝宝每次排泄之后，都应该用温水清洗干净，然后给小屁股涂上护臀霜，滋润宝宝的皮肤，防止出现红臀。

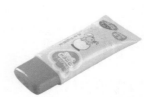

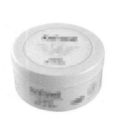

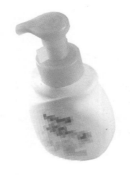

给新生儿沐浴的技巧

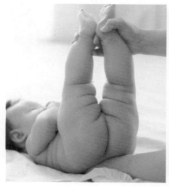

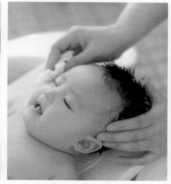

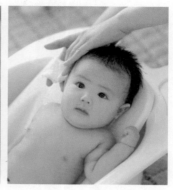

❶ 用一只手的拇指和中指放在宝宝的耳后，并托住颈部，另一只手将双腿撩起后托住屁股。

❷ 将纱布弄湿后清洗宝宝的脸部皮肤，再清洗宝宝的额头、眼睛周围、嘴唇周围。

❸ 拧干纱布，仔细轻轻地擦拭耳朵及其周围。

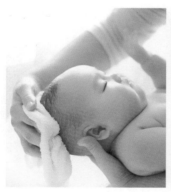

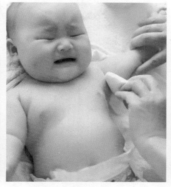

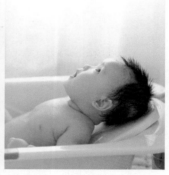

❹ 将沐浴液搓出泡沫来揉在纱布上洗头发。一只手托住宝宝的脖子，要小心不要闪到脖子。

❺ 轻轻地清洗宝宝的胳膊，并要仔细清洗胖宝宝的皱褶处。用纱布清洁宝宝的腋下，然后洗另一只胳膊和小手。

❻ 把纱布浸湿，揉搓出香皂沫，然后擦洗宝宝的大腿根部。

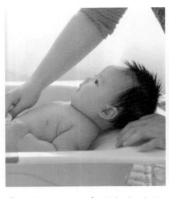 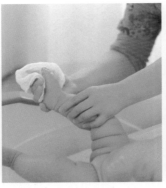 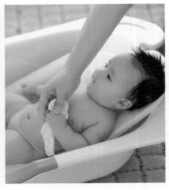

7 用拇指仔细清洗宝宝的屁股和性器官，但要注意手指甲不要划到皮肤。男孩的生殖器要特别注意清洗干净。生殖器下面也要清洗干净，尤其褶皱部，要特别认真清洗。

8 轻轻地用手握住宝宝的脚部，从下到上轻轻地滑过。由于脚底很容易脏，要仔细清洗。

9 妈妈用拇指将宝宝的手指轻轻分开，用香皂泡沫轻轻地清洗。腕部的清洗用力要轻。

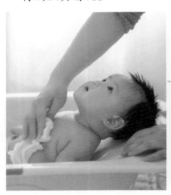 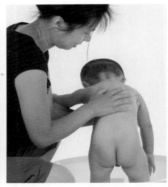 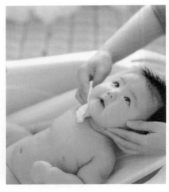

10 用手掌或纱布搓洗宝宝的胸部，力量要轻，也要注意不要一味地去碰宝宝的乳头。

11 背部朝上以后，可以用空出的一只手擦沐浴液，不要忘记清洗仰面时未清洗到的宝宝头后。清洗宝宝的肛门。

12 一只手托住宝宝的脖子，让宝宝仰起脖子，清洗宝宝的脖子。

学会给新生儿穿衣服

•适合3个月内宝宝的衣物•

正确的穿衣方法会给新生儿细致的呵护，根据不同的季节挑选合适的内衣和外衣，会给新手爸爸妈妈带来极大的方便。

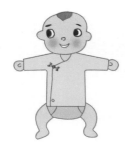

❶和尚服：新生儿到3个月宝宝的内衣，可以方便地和其他内衣搭配。

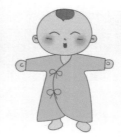

❷长款和尚服：新生儿到3个月左右宝宝的内衣，可以和短内衣搭配。

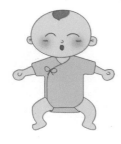

❸三角包臀衣：新生儿到3个月宝宝的内衣，可以方便地和其他内衣搭配。

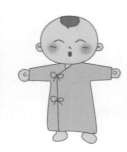

❹蝴蝶衣：下摆为两片的设计，下裆使用按钮连接，小脚活动也不会敞开。

•给新生儿穿衣的技巧•

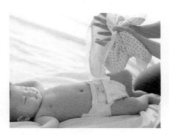

❶将贴身内衣及外套提前叠好放置，注意将袖子完全展开。

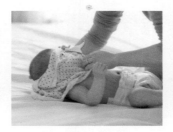

❷领口的扣子不要系得太紧，将领子松散着，仅将内衣的布带系结实即可。

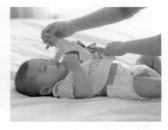

❸将衣袖伸开，妈妈的手从袖口进入，牵引出宝宝的胳膊；之后再穿另一侧。

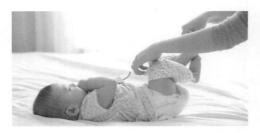

❹将裤腿展开，把宝宝的腿放入裤腿之中。

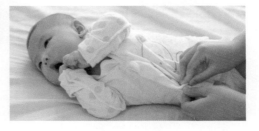

❺外衣的纽扣不可生硬地摁，要将衣服拎起离开宝宝身体后再摁上。托住宝宝的屁股，将内衣和外套伸展平整。

💡 如何给新生儿换纸尿裤

纸尿裤像小内裤一样让宝宝轻松自在，又有超强的吸水力，让宝宝更干爽舒适。市售的小内裤型纸尿裤采用棉柔材质，让宝宝如同穿上了合身的棉质小内裤，可以轻松自如地活动，而且易穿易脱，对活泼好动的宝宝更加合适，男、女宝宝均适合。

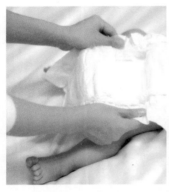
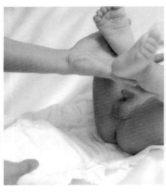
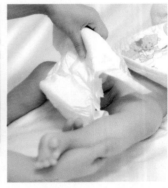

❶ 把褶皱展平：将新纸尿裤展开，把褶皱展平，以备使用。

❷ 彻底地擦拭屁股：打开脏污的纸尿裤，用浸湿的纱布擦拭屁股，不能有粪便残留。

❸ 取下脏纸尿裤：慢慢地将脏纸尿裤卷起，小心不要弄脏衣服、被褥或宝宝的身体。

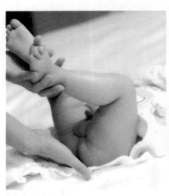
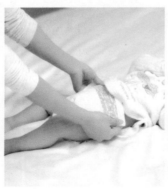
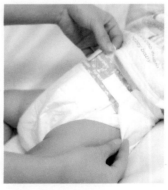

❹ 更换新纸尿裤：一只手将宝宝的屁股抬起，另一只手将新的纸尿裤放到下面。

❺ 穿好新纸尿裤：将纸尿裤向腹部上方牵拉，注意左右的间隙粘好。

❻ 保留腰部的纸带：在腰部留出两指的间隙，目测左右的对称性之后，将腰部的纸带粘好即可。

如何给新生儿换尿布

一个宝宝一昼夜需换20块左右的尿布。平常要关注宝宝是否尿了，及时给宝宝换尿布，如给宝宝喂奶前、后都应检查尿布湿了没有。

• 自制尿布片 •

应选用柔软、吸水性强、耐洗的棉织品，旧布更好，如旧棉布、床单、衣服都是很好的备选材料。也可用新棉布制作，经充分揉搓、晾晒后再用。新生宝宝尿布的颜色以白、浅黄、浅粉为宜，忌用深色，尤其是蓝、青、紫色的。尿布不宜太厚或过长，以免长时间夹在腿间造成下肢变形，也容易引起感染。尿布在宝宝出生前就要准备好，使用前要清洗消毒，在阳光下晒干。

• 洗尿布 •

妈妈用手指从宝宝大腿根部伸入摸摸就知道尿布是否该换了。尿布换下后，一定要及时清洗，先将尿布上的粪便用水冲洗刷掉，再擦上中性肥皂，放置20～30分钟后，用开水烫泡，水冷却后稍加搓洗，粪便黄迹就很容易洗净，再用水洗净晒干备用。如尿布上无粪便，只需要用清水洗两三遍即可。

• 垫尿布的正确方法 •

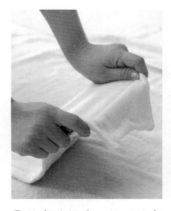 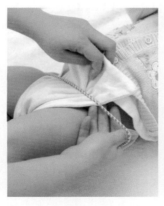 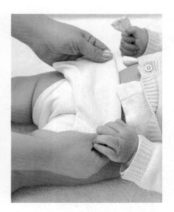

❶ 尿布的折叠：按照尿布的大小进行折叠，通常是纵向对折一次后，横向再对折一次。

❷ 用松紧带固定尿布：将尿布的一端垫到宝宝的屁股下方，另一端拉至腹部展平，并用松紧带进行固定。

❸ 注意多余部分的折叠：给宝宝换尿布时，要注意不能盖住宝宝的脐部。多余的部分，男宝宝折叠到前面，女宝宝则折叠到身后。

💡 新生儿的保暖护理

• 新生儿的体温特点 •

新生儿尚不能妥善地调节体温，因为他们的体温中枢尚未发育成熟，皮下脂肪薄，体表面积相对较大，故易于散热，体温会很容易随着外界环境温度的变化而变化，所以针对新生宝宝，一定要定期测体温，每隔两小时测一次，做好记录（每日体温正常波动应在36～37℃），出生后常有一次过性体温下降，经8～12小时渐趋正常。

• 新生儿的保暖措施 •

新生宝宝一出生便要立即采取保暖措施，可防止体温下降，尤以冬季更为重要。新生儿体温应保持在36～37℃，低于36℃说明保暖不够，若温度过低，会使营养物质产生的热量大部分用于调节体温，因而影响生长速度，寒冷还会降低机体抵抗力。高于37℃说明保暖过度，体温就会上升，出现发热、脱水，甚至抽搐。故体温过高过低、忽冷忽热对新生儿都不利，应适时调节。

1. 室内温度应保持在24～26℃，新生儿保温可采用热水袋或用装热水的密封瓶，将其放在两被之间，以宝宝手足温和为适宜。

2. 在换尿布时，注意先将尿布用热水袋加温。

3. 可将宝宝直接贴近妈妈身体保温。

💡 要不要给新生儿吃鱼肝油

• 鱼肝油是什么 •

鱼肝油是一种维生素类药物，主要成分是脂溶性维生素A和维生素D，维生素A缺乏可能影响宝宝皮肤和视力的发育；缺乏维生素D则有可能导致佝偻病的发生，因为维生素D可促进食物中钙质的吸收，对宝宝的骨骼发育有重要作用。

• 鱼肝油应该怎样吃 •

一般认为应从新生儿期开始添加鱼肝油，即出生后3～4周起。开始每天1滴，逐步增加，不多于5滴。宝宝每日需摄入维生素A 1 000～1 500国际单位、维生素D 400国际单位。

• 具体如何补充 •

0～6个月纯母乳喂养新生儿：在出生后7～14天，开始每天给予维生素D 400～800国际单位（南方梅雨季节每天400～600国际单位，北方寒冷的冬季每天400～800国际单位）。

7~12个月母乳喂养新生儿：每天需要维生素D 400国际单位。但是因为这个阶段宝宝已经添加辅食，一般婴儿食品厂生产的食品都强化了维生素D等一系列营养素，因此也要计算上所吃辅食中维生素D的含量，不足的部分才是需要补充的。

1~3岁仍然吃母乳的话（世界卫生组织建议母乳喂养可以到2岁以上），维生素D 400国际单位。

让新生儿停止哭闹

判断方法	内　容
是否饿了	1. 哭声短而有力，比较有规律，渐渐急促 2. 3~4个小时需要哺乳一次，间隔时间不能太久 3. 经常性1~2小时就哭闹，有可能是一次性奶量不够
检查尿布是否湿了	1. 如果纸尿裤太沉，宝宝会很不舒服 2. 如果有红屁股的现象，抹点护臀霜 3. 衣裤如果湿了，一定要及时更换
检查宝宝身上是否有异样	1. 宝宝是不是出疹子了 2. 打预防针的地方是不是有红肿现象 3. 有没有被蚊虫叮咬
情绪宣泄方式	1. 几声缓慢而拖长的哭声打头阵，声音较低发自喉咙 2. 经常陪宝宝玩耍，消除他的寂寞感 3. 一般情况下，抱起来就没事了
有可能是消化不良引起腹胀	1. 来得突然，第一声又长又响，之后屏息，接着大哭 2. 摸摸小肚子是不是硬邦邦的
宝宝是不是穿得太多或太少	1. 要根据室内的温度及时给宝宝增减衣物 2. 穿得太多或太少都会让宝宝感到不适
宝宝是否想睡觉了	1. 哭声不太大，有规律，比较缠绵，甚至有些不安 2. 让他做一些缓慢的或有节奏的运动 3. 讲一些抚慰的话帮助他放松
周围环境和温度是否合适	1. 家中过于嘈杂，会让宝宝烦躁不安的 2. 室温最好控制在24~26℃

安抚新生儿的方法

措　施	做　法
给宝宝提供安静的环境	白天为宝宝提供光线柔和的环境，晚上尽量让他睡在黑暗宁静的地方
注意宝宝的肢体语言	宝宝搓揉眼睛，扭转头部，或有睡意时，都在暗示他需要安静
重视宝宝的睡眠	让宝宝想睡多久就睡多久
带宝宝出去散步	带宝宝出门散步，只要一直走下去，宝宝的情绪就能得到缓解
固定宝宝的休息场所	把宝宝的小床或摇篮固定作为他休息的地方，不要在里面放置填充玩具及其他会分散他注意力的东西，如旋转音乐玩具
帮助宝宝学习自我放松	给宝宝一个奶嘴或允许宝宝吸手指，等他情绪稳定，喝足奶水，将睡未睡之际，再把他放下来睡觉
用"单调的声音"安抚过度疲劳的宝宝	电风扇、干衣机、吸尘器的嗡嗡声，都能转移宝宝的注意力，让他不被谈话或家里其他声音所吸引
提供某样具有镇静效果的物品给宝宝看	在光线较暗的房间摆个有照明灯的水族箱或红色的台灯，以安抚受了过多刺激的宝宝
让宝宝身体有安全感	放在婴儿被里，不让他四肢乱动，这样可以减少触觉刺激
摇晃哭闹中的宝宝	在宁静的房间里做单调的摇摆动作
为宝宝遮蔽多余的视觉刺激	开车出门时，考虑在宝宝安全椅旁的车窗上遮条毛巾，或在散步时在婴儿车上盖条毯子
将宝宝全身抱紧	在黑暗寂静的房间里躺下，将情绪失控的宝宝紧搂在胸前

💡 新生儿的睡眠

●睡眠的特点●

月　龄	睡眠特点
0~2个月	还不会区分白天和黑夜，每天除了哭泣和哺乳的时间，大部分的时间在睡觉
3~4个月	睡觉和起床的间隔不断延长，睡眠越来越集中在夜间
5~6个月	为了让夜间的睡眠更集中，白天的时候上午和下午各睡眠一次
7~8个月	夜间睡眠越来越集中，白天睡眠的时间减少。该阶段的宝宝在夜间多爱哭泣
9~11个月	白天的睡眠集中在一次。一天睡眠总计在10~13个小时
12~18个月	夜间睡眠10个小时以上，也不起夜。该阶段是宝宝区分起床和睡眠的关键阶段

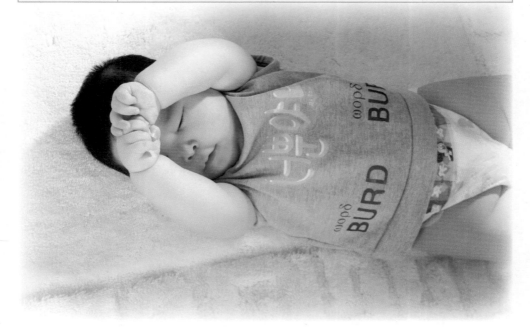

●新生儿睡姿有讲究●

刚出生的新生儿颈部肌肉长得不结实，自己还不能抬头，所以，新生宝宝应该仰面睡眠，而不是趴着或侧卧而眠，以免床铺捂堵或溢奶而导致其窒息。

●新生儿睡觉不应用枕头●

这个阶段的新生儿头围大于胸围，若宝宝睡觉时再加枕头，会使头部前倾或偏向一侧，影响呼吸或使其睡不舒适，长此以往，可能造成头颈部畸形。

●新生儿要睡自己的床●

未满月的宝宝应该睡在婴儿床或摇篮里。婴儿床和摇篮是宝宝最理想的睡具，它安全、舒适，设计轻便、合理。因为这时的宝宝还太小，不可以把他放在另外的房间里，无人看管。世界卫生组织和美国儿科协会强烈建议，千万不要将未满月的宝宝放在身边，与父母同睡一张床，避免被熟睡中的父母压死或造成窒息等不幸事件的发生。

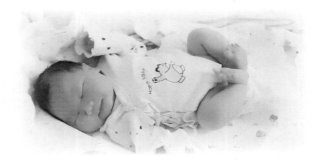

●营造好的睡眠环境●

室内温度最好维持在16~23℃，相对湿度在50%~60%。卧室要安静、清洁、通风，但不能有穿堂风。夏季要开窗户，开窗不会使宝宝受凉，相反还能使室内空气保持新鲜。但不能面对空调或电风扇。如果小宝宝睡凉席，要注意安全，可在凉席上面铺一层布、薄被、毛巾被等，不要让凉席扎着宝宝。如果是冬天，则一定要注意保暖，如果家里没有暖气，一定要采购一些保暖设施，如暖水袋、电暖器等。相比较而言，春秋两季新生宝宝的睡眠护理要容易一些。

🔆 新生儿睡眠不安怎么办

•睡眠的特点•

　　正常情况下新生儿每天有18～20小时是在睡眠中度过的，可有些新生儿睡眠却总遇到问题，如白天睡觉很好，可是到了夜晚就哭闹不睡了，即人们通常所说的"夜哭郎"。对这样的宝宝可以让他白天少睡一些，使他疲劳，晚上自然就能睡得好一些了。

　　另外，有的宝宝睡眠不稳，要认真找原因，是室内温度过高或给宝宝包裹得太多，因太热而导致睡不安稳（这时宝宝鼻尖上可能有汗珠，摸摸身上也会潮湿，需要降低室温，减少或松开包被），还是因为室温太低（摸一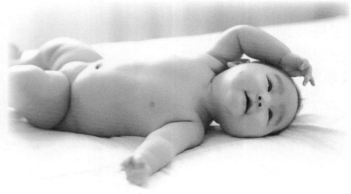下宝宝的小脚发凉，则表示宝宝是由于保暖不好而睡不安）而导致睡眠不踏实，还可能是由于宝宝大小便使尿布湿了、没吃饱、睡眠环境太吵等，这些都有可能导致新生儿睡眠不稳，要针对形成的原因去采取相应的处理措施。

•哄睡的方法•

方　法	解　释
抱着哄睡	将宝宝抱在腹部之上，并且轻轻地摇晃身体，这样宝宝就很容易入睡
哺乳是最有效的	夜间宝宝哭泣，最有效的解决办法就是哺喂母乳。各种各样的方法中，这个方法是最有效的
补充水分	空气干燥容易引起口干，使宝宝哭泣。抱起来后可以给宝宝补充点水，也许就会停止哭泣，安静地入睡
轻拍背部	抱起宝宝，轻轻地拍其后背，最好使用同样的节奏，宝宝渐渐就会熟睡
两个人到黑暗的房间去	到了该睡觉的时间，两个人可以去漆黑、安静的房间。妈妈一边跟宝宝说话，一边哄他睡觉，这样宝宝马上就会入睡

🔲 排泄的量和次数

● 新生儿的排便与次数 ●

　　新生儿一般在出生后12小时开始排胎便，胎便呈深绿色或黑色黏稠糊状，这是胎儿在母体子宫内吞入羊水中的胎毛、胎脂、肠道分泌物而形成的胎便。3～4天后胎便可排尽，哺乳之后，排便逐渐呈黄色。吃配方奶的宝宝每天排便1～2次，母乳喂养的宝宝排便次数稍多些，每天4～5次。若新生儿出生后24小时尚未见排胎便，则应立即请医生检查，看是否存在肛门等器官畸形。

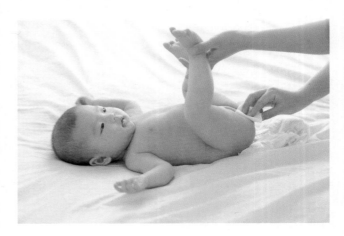

　　新生儿第一天的尿量为10～30毫升。在出生后36小时之内排尿都属正常。随着哺乳摄入水分，新生儿的尿量逐渐增加，每天可达10次以上，日总量可达100～300毫升，满月前后可达250～450毫升。

● 尽早培养宝宝排便的习惯 ●

　　1～3个月的小宝宝，每天排便为3～4次；随着月龄的增长，排便次数逐渐减少，到3个月末每天排便1～2次，而小便次数为20次左右。当然，父母如果细心观察，可以发现宝宝排便的次数是与进食多少、进水多少有关系的。

● 把宝宝大小便的技巧 ●

　　首先，父母要注意观察宝宝的排便需求。多数宝宝在排便时会出现腹部鼓劲、脸发红、发愣等现象。当出现这些现象时，我们就试着给宝宝把便。并且，一般在宝宝睡醒及吃奶后也要及时把便，不要把得过勤，否则易造成尿频。并且，在给宝宝把便时，其姿势一定要正确，使宝宝的头和背部靠在大人身上，而大人的身体不要挺直，宝宝3个月以内还不会反抗。把便时，可给予宝宝其他的条件刺激，如"嘘嘘"声诱导把尿，"嗯嗯"声促使其排便。坚持训练，相信宝宝会逐渐形成条件反射。

保持良好的室内环境

• 用空调调节 •

宝宝居住的房间，温度设定在26~28℃为宜，以室内外5℃之差为标准。注意空调不要直接吹到宝宝。

• 室内每隔3~4个小时换气一次 •

为了保持室内的温度，冬季通常都是门窗紧闭的，空气流通很差。最好做到一日开窗数次，让室内外的空气可以流通交换。白天以每3~4小时开一次窗为标准，每次15分钟左右。晚上睡觉的房间最好能留一条窗缝，保证新鲜空气能够进入。

• 睡眠与睡房环境 •

不要给宝宝穿得、盖得太厚，因为宝宝头部的温度比体温低3℃左右，温度较高，会使宝宝烦躁不安。

大多数宝宝能习惯普通家庭的谈话声、笑声，所以宝宝睡眠时不必人人屏声敛气，但要避免大声喧哗。

不要让宝宝在亮着灯的环境中睡觉，长期在灯光下睡觉，眼睛所受光线的刺激就会持续不断，从而妨碍视力发育。

要理性选择婴儿用品

• 婴儿用品要耐用，功能要全 •

买一张可以拆卸的婴儿床，可以在去掉围栏之后变成幼儿车的婴儿推车，这些商品很不错，类似的东西可以适当买几件。不要购买婴儿枕头和床围等一些不实用的东西。这些东西宝宝根本用不上，并且如果使用不当，反而有造成宝宝窒息的可能。

• 不要过早、过多买玩具 •

因为刚出生几个月的宝宝是不需要玩具的，宝宝的喜好很奇特，而且随时改变，所以不必在玩具上浪费金钱。但一些必备的消耗品则应尽量多买，比如纸尿裤。要记住，宝宝在第一年当中可能需要将近2000片纸尿裤，并且纸尿裤的保质期通常有2~3年之久，所以一次性购买合适的数量、型号的纸尿裤将会获得相应的优惠价格，很划算。

•如何处理别人送的东西•

对别人送的宝宝暂时不需要的东西，如果有销售凭证，可以试着到商店去退换更实用的东西。还要提醒家长的是，有些实际使用时间并不长或使用频率并不多的物品，如奶瓶消毒器、婴儿用体温计、婴儿体重秤、婴儿专用湿纸巾等，完全可以使用微波炉、成人体温计、日常体重秤、脱脂棉或纱布等来代替，而不需要再去购买。

🔅 给新生儿照相需注意

爸爸或妈妈给刚出生的宝宝照相留作纪念，是完全可以的，但要注意不要使用闪光灯等强光直射拍摄。其原因是新生儿的眼睛在受到较强的光照射时，还不善于调节。由于新生儿的视网膜发育尚不完善，遇到强光可使视网膜神经细胞发生化学变化，瞬目及瞳孔对光反射均不灵敏。另外，新生儿的泪腺尚未发育，角膜干燥，缺乏一系列阻挡强光和保护视网膜的功能，所以新生儿遇到电子闪光灯等强光直射时，可能引起眼底视网膜和角膜的灼伤，甚至有导致失明的危险。美国研究人员对333名早

产儿调查发现，在婴儿室被灯光直接照射的早产儿比放在保温箱中的早产儿眼部发生损伤的概率增加36%。婴儿室的灯光越强，越容易导致早产儿失明及其他视觉障碍。所以给新生儿照相只能用自然光源、侧光或逆光。

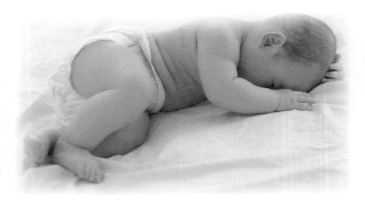

🔅 婴儿护肤品的选择

•宝宝皮肤特性•

❗皮 脂

出生后不久的宝宝，总皮脂含量与成人的相当接近，大约出生后一个月，总的皮脂量开始逐渐减少；幼儿时期，由于激素受控，皮脂分泌量少，所以婴幼儿皮肤较为干燥；但到了青春期，性激素开始活跃，分泌皮脂的能力提高，皮肤干燥情况就获得改善。另外，男宝宝通常会比女宝宝产生更多的皮脂。

❗含水量

新生儿皮肤无保留水分的功能。皮肤最外层的角质层能保护皮肤不受外界物理和化学因素的影响。从皮肤护理的角度出发，角质层含水量变化是个很重要的因素。新

生儿皮肤含水量为74.5%，婴幼儿为69.4%，成人最低，为64%。

！pH值

皮肤pH值一般在4.2～5.5之间。新生儿出生两周内是接近中性的，胎盘的pH值约为7.4。由此可知，新生儿的皮肤不能有效抑制细菌繁殖，即抗感染能力较低。

●宝宝护肤品的特点●

！质　稀

宝宝的护肤品要比成人的护肤品稀一点。宝宝使用的产品与成人的不一样，不能用成人的标准来衡量宝宝的产品。

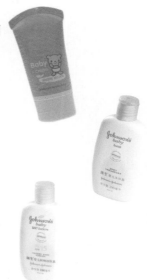

！洗后光滑

洗了之后，感觉还是滑滑的，好像没有洗，实际已经起到作用了。宝宝大量排水没有太大的污垢。总而言之，不能用大人的眼光来要求宝宝。

！泡沫少

宝宝的护肤品虽然稀稀的，但是有一定的黏度，泡沫不是很多。泡沫越多越不好，因为泡沫全部是有刺激性的。

序　号	说　明
1	选用宝宝不容易打开或弄破包装的护肤品，以防摄入或吸入
2	由于宝宝护肤品每次用量较少，一件产品往往要用相当长的时间才能用完，因此产品稳定性要好，购买时除注意保质期外，还应尽量购买小包装产品
3	避免购买和使用有着色剂、珠光剂的产品，同时宝宝护肤品应尽量少加或不加香精，因为配制香精用的有些原料往往对皮肤有刺激

给新生儿做抚触

　　给宝宝做抚触现在已经变成每个家庭的必修课，那么在没有月嫂帮忙做抚触的情况下，怎么给宝宝做抚触呢？下面给大家介绍一些抚触的基本步骤。

　　腹部抚触可以刺激肠激素的分泌，让迷走神经活动更旺盛，有助于增加宝宝食量，促进消化吸收和排泄，加快体重增长。

　　左手固定在宝宝的右侧髋骨，右手示指、中指指腹沿升降结肠做"∩"形顺时针抚触，避开新生儿脐部。右手抚在髋关节处，用左手沿升降结肠做"∩"形抚触。

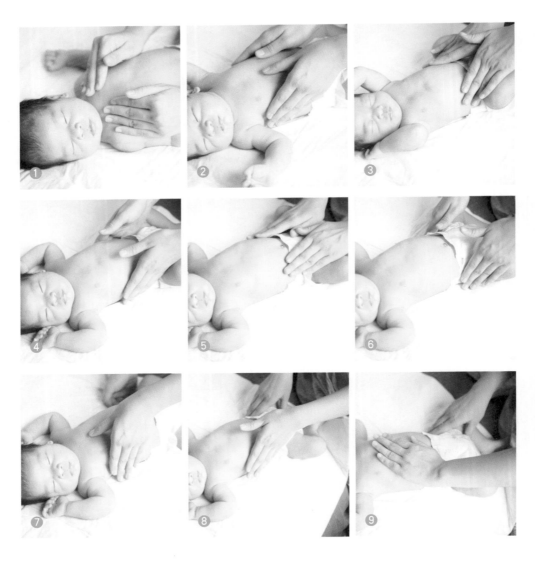

找到适合新生儿的枕头

• 什么时候用枕头 •

新生儿无须用枕头。为了防止吐奶，宝宝上半身可略垫高1厘米（垫条毛巾）。

宝宝出生后3个月就要开始使用枕头，因为宝宝3个月后开始学抬头，脊柱颈段出现向前的生理弯曲。因此，就需要用枕头来维持生理弯曲，保持体位舒适。

• 如何选择枕头 •

数 据	特 点
长 度	与宝宝两肩的宽度相等为宜，或稍宽些
宽 度	比宝宝的头部宽度稍宽一些
高 度	一般3～4个月的宝宝，枕头高约1厘米；6个月以后的宝宝为3～4厘米；儿童为6～9厘米
每周晒一次	枕芯一般不易清洗，所以要定期晾晒
每年换一次	最好每年更换一次枕芯，确保宝宝使用安全健康

• 应挑选什么材质的枕芯 •

市场上的枕头有以下几种，但是无论选择哪种枕头，最好是要有品质保证，购买时一定要仔细检查，不要因为小小的过失害了宝宝。

🔴 颗粒状材质

植物籽或植物壳。这种材质可以自由滑动，不会给宝宝的颈部造成压迫感，并可以任意固定宝宝头部睡姿，防止宝宝呕奶。天然的材质具有吸湿性、透气性好的特性，而且对宝宝头部有按摩作用，还可以促进宝宝脑部的发育。

🔴 化纤棉

这种材质的枕头往往比较柔软。有质量保证的产品能让宝宝睡觉时舒适感倍增。为了固定宝宝头部的姿势，这种枕头的中间缝制出一个凹坑，可以保证宝宝的睡眠健康。

🔴 混合材质

柔软材质配合颗粒状材料。这种枕头就兼具了前两种枕头的特点。

什么样的粪便才算正常

● 新生儿的排泄知识 ●

　　喝配方奶的宝宝每天排便1～2次，吃母乳的宝宝排便次数稍多些，每天4～5次。若宝宝出生后24小时尚未见排胎便，则应立即请医生检查，看是否存在肛门等器官畸形。平时在宝宝排便后应清洗阴部，并拭干。

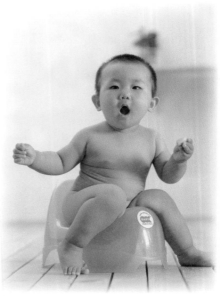

　　配方奶喂养的宝宝粪便呈黄色或土灰色，且多为成形便，并常有便秘现象。而母乳喂养的宝宝粪便多呈金黄色的糊状，次数多少不一。有的宝宝则与之相反，经常2～3天或4～5天才排便一次，但是粪便并不干结，排便时需要用力屏气，这也是母乳喂养的宝宝常有的现象。

　　新生儿第一天的尿量很少，为10～30毫升。在出生后36小时之内排尿都属正常。随着哺乳摄入水分，宝宝的尿量逐渐增加，每天可达10次，日总量为100～300毫升，满月前后为250～450毫升。

　　宝宝尿的次数多，这是正常现象，不要因为宝宝总尿尿，就减少给水量。尤其是在夏季，如果喂水少，室温又高，宝宝会出现脱水热。

● 防止新生儿排便异常 ●

　　新生儿若出现黑便或柏油样便，则说明有消化道出血。原因是新生儿体内缺乏维生素K及其他凝血因子。治疗新生儿消化道出血，可暂停喂奶，保持患儿安静，并立即送医院治疗。为了预防新生儿自然出血，可在产前由孕妈妈口服维生素K。难产、早产或有消化道畸形的新生儿，产后要注射维生素K。

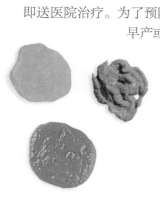

　　新生儿排便异常的另一种情况是便秘。原因是肠肌松弛，肠肌弹力发育不佳及结肠的反应性不足，肠蠕动减少。

　　此外，排便异常还可见到腹泻。原因是喂奶不当，如吃奶不定时，护理不好宝宝受惊或受热，人工喂养的配方奶成分太浓，皆可引起腹泻。发生腹泻时，应根据原因给予及时处理。

第五节　新生儿健康保健

新生儿期是儿童阶段最特殊的一段时期，由于新生儿刚刚脱离母体，身体正常生理功能会有较大的变化。新手爸妈需要学习一些护理新生儿的常识性知识，了解新生儿常见的异常表现或疾病。

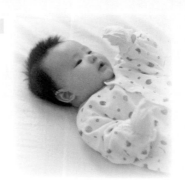

新生儿黄疸

● 症状表现 ●

序　号	表　现
1	宝宝出生后24小时内出现皮肤暗黄，肤色不鲜亮，即出现黄疸
2	由面部皮肤发黄逐渐向四肢远端或手足心发展
3	皮肤的黄色加重，范围遍布全身
4	足月的宝宝黄疸持续2周以上，早产儿超过3～4周
5	黄疸于正常时间内消退后又重新出现

● 母乳性黄疸 ●

母乳性黄疸不同于生理性和病理性黄疸。它的症状有如下的特点：外在的黄疸程度要比生理性黄疸高，而且持续的时间也会长一些，有些能持续2个月。除此以外，宝宝一般没有其他不良表现。并且一旦停止哺喂母乳，3天后即可见到显著的黄疸减退。

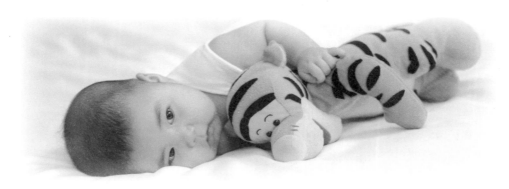

●生理性黄疸和病理性黄疸的区别●

黄疸特点	生理性黄疸		病理性黄疸	
是否足月	是	否	是	否
出现时间	2～3天	3～5天	生后24小时	
高峰时间	4～5天	5～7天		
消退时间	2～3天	7～9天	黄疸退而复现	
持续时间	<2周	<4周	>2周	>4周
血清胆红素	<221μmol/L (<12.9mg/dl)	<257μmol/L (<15mg/dl)	>221μmol/L (>12.9mg/dl)	>257μmol/L (>15mg/dl)
每日胆红素升高	<5mg/dl（85μmol/L）		>5mg/dl（85μmol/L）	
一般情况	良　好		不　好	

●黄疸的护理●

序　号	要　点
1	观察皮肤。根据患儿黄染的部位和范围，判断发展速度
2	注意保护宝宝的皮肤、脐部及臀部清洁，防止破损感染
3	尽早喂养新生儿，让胎便尽早排出
4	要给新生儿充足的水分。每天6～8次小便，小便过少不利于胆黄素的排泄

🔔 乳糖不耐受

●发病原因●

　　乳糖是乳制品中存在的主要糖类，是宝宝主要的能量来源。乳糖进入体内后经小肠乳糖酶作用分解成葡萄糖和半乳糖，半乳糖是宝宝脑发育的必需物质，与宝宝大脑的迅速成长有密切关系；乳糖在肠道经发酵产生的乳酸可提高食物中钙、磷、钾、铁等矿物质的吸收利用。宝宝换乳后，乳糖酶活性随年龄的增长而逐渐减少，最终成为乳糖酶缺乏并导致乳糖不耐受。

•替代方法•

⚠ 减少含有牛奶成分食物的摄取量

每个宝宝的乳糖不耐受程度是不同的，有些宝宝减少饮用量后就不会有不舒服的感觉，对这部分宝宝来说，每天少食多餐，一段时间后再逐渐增加食用量，使胃慢慢适应，症状会有所减轻或完全不会发生任何症状。

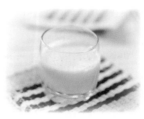

⚠ 不宜空腹饮奶

有乳糖不耐受者，不宜清晨空腹饮奶。在进食其他食物的同时饮用牛奶，例如乳制品与肉类和含脂肪的食物同时食用时，可减轻或不出现乳糖不耐受症状。

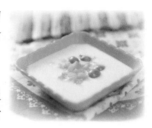

⚠ 酸奶代替鲜乳

发酵乳中的乳糖已有20%至30%被降解，易于消化吸收。酸奶还能改善乳糖消化不良和乳糖不耐受，食用也非常方便。

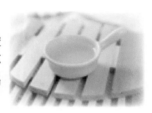

⚠ 喝羊奶

羊奶乳糖含量较牛奶低，而且含有丰富的ATP（三磷酸腺苷）成分，它可促进乳糖分解并转化利用，因此饮用后不易产生"乳糖不耐受"现象。针对宝宝的消化系统，建议喝羊奶。羊奶相对牛奶更养胃，其丰富的营养要超过牛奶。

💡 脐周炎

•有流脓、出血的现象•

脐带一般在宝宝出生后1周到10天会自然脱落，如果肚脐或者肚脐周围发炎就会变得红肿，或处于一种湿漉漉的状态，并且有脓水、血水流出。

•注意消毒并保持肚脐干燥•

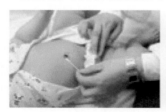

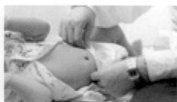

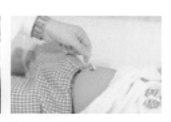

❶ 在给宝宝洗澡的时候可以用蘸有碘酒的棉签给肚脐消毒并擦干肚脐及其周围皮肤。

❷ 注意不要让尿布覆盖住肚脐，否则肚脐就不容易干燥，细菌可能会感染身体其他部位，造成病情恶化。

❸ 一旦有恶化的表现应该及时就医，并且使用一些抗生素类药物或者进行手术清除脓水。

急性肠套叠

• 肠套叠的发生信号 •

1岁以下婴儿肠套叠的发病率较高，是宝宝常见的急腹症，如不及时抢救，危险性很大，应引起父母的高度重视。肠套叠发生时，常见的信号有：

序 号	症 状
1	患儿会因剧烈的阵发性肠绞痛，突然大声哭闹。哭时表情痛苦，面色发白，出汗，四肢乱动，屈腿缩腹，间隔几分钟至几十分钟发作一次，形成阵发性哭闹
2	患儿在发病2～4小时内，会出现明显呕吐，初期吐出物多为胃内容物，继而出现黄绿色的液体，晚期可吐出粪便并有粪臭味
3	绝大多数患儿在发病4～12小时后排出果浆样黏液、血便或深红色血水样便
4	腹痛发作时，触摸宝宝脐周围和上腹部，可明显摸到横形硬块，像腊肠样的小肿物
5	患儿到了晚期，可有高热、脱水、昏迷的症状出现

• 预防肠套叠的发生 •

序 号	方 法
1	科学喂养、饮食规律、不要过饥过饱，为保持宝宝的肠道功能正常，添加辅食应循序渐进，不可突然改变宝宝的饮食或操之过急，以免宝宝的肠胃不适应
2	食量较大的肥胖儿容易得肠套叠，所以，父母若发现以上的信号，要及时送宝宝去医院就诊
3	肠套叠多发生于天气易变化的季节，所以当天气变化时，父母要及时给宝宝加减衣服。在睡眠时，要注意盖好被子，以免腹部受凉
4	家中不要滥用驱虫药物，以免诱发肠蠕动紊乱，从而导致肠套叠
5	肠炎、腹泻也可诱发肠套叠，若腹泻患儿突然转为便秘，并出现呕吐，就应注意肠套叠的发生

🔔 鹅口疮

●患鹅口疮的表现●

此病初起时，口腔黏膜充血和发红，有大量散在的似白雪样、针尖大小的柔软小斑点，不久即可相互融合为白色斑片，像奶凝块一样，可布满整个口腔黏膜。

好发于颊、舌、软腭及口唇部的黏膜，白色的斑块不易用棉棒或湿纱布擦掉。

在感染轻微时，除非仔细检查口腔，否则不易发现，也没有明显的痛感，或仅进食时有痛苦的表情。严重时宝宝会因疼痛而烦躁不安、胃口不佳、啼哭、哺乳困难，有时伴有轻度发热。

受损的黏膜治疗如不及时可不断扩大，蔓延到咽部、扁桃体、牙龈等，更为严重者病变可蔓延至食管、支气管，引起念珠菌性食管炎或肺念珠菌病，出现呼吸、吞咽困难，少数可并发慢性黏膜皮肤念珠菌病，可影响终身免疫功能，甚至可继发其他细菌感染，造成败血症。

●预防鹅口疮的方法●

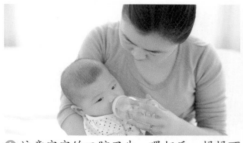

❶ 注意宝宝的口腔卫生，喂奶后，妈妈可以给宝宝喂些温开水以清洁宝宝口腔，使真菌不易生长和繁殖。但不要用棉签或纱布用力去擦宝宝稚嫩的口腔黏膜。

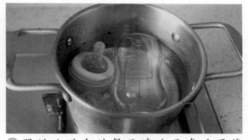

❷ 婴幼儿进食的餐具清洗干净后再蒸10～15分钟。

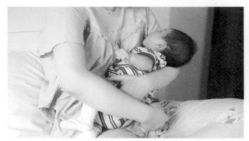

❸ 哺乳期的新妈妈在喂奶前应用温水清洗乳晕，而且应经常洗澡、换内衣、剪指甲，每次抱宝宝时都要先洗手。

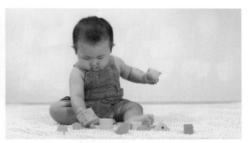

❹ 对婴幼儿的被褥和玩具要定期拆洗晾晒，宝宝的洗漱用具尽量和父母的分开并定期消毒。

🔅 婴儿湿疹

•确认湿疹的方法•

序 号	症 状
1	额头或脸部发红、粗糙
2	眼睛周围发红、出现粟米大的疹子，皮肤整体上很粗糙
3	脸大体上红且粗糙
4	脸的外侧分界线的部位发红，经常皲裂
5	嘴周围经常皲裂或变红
6	脱下上衣，后背的皮肤很粗糙
7	膝盖内侧或大腿的皮肤粗糙
8	脚脖子或脚背的皮肤粗糙
9	宝宝躺着时经常用被子抹脸
10	父母都有过敏症状
11	父母中的一人或宝宝的兄弟中有过敏症状
12	祖父母、父亲方、母亲方的三辈以内中有过敏的人

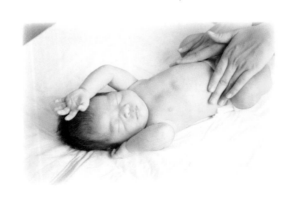

●治疗及居家护理●

婴儿湿疹轻者不需治疗，但要注意宝宝的皮肤护理，保持皮肤清洁，必要时可适当使用复合维生素等药物。

切勿自己使用任何激素类药膏，因为这类药物外用过多会被皮肤吸收，给宝宝身体带来不良反应。

注意保持宝宝排便通畅，急性期应避免接种疫苗，尤其是卡介苗和流脑疫苗，稍大的宝宝忌食荤腥发物，如蛋、奶、海味食品等。

母乳喂养的宝宝如患湿疹，授乳的妈妈也应暂停吃可能引起过敏的食物。通过合理的治疗和护理，患有湿疹的宝宝一般都能很快自愈。

要穿吸收性好的纯棉衣服，不要穿紧身的毛衣。洗衣服时要多次充分冲洗，不要让洗涤剂残留在衣服上，接触衣服的皮肤炎症会更严重，所以要给宝宝穿宽松点的衣服。

宝宝平时吃的食物里添加新的食物时不要一次加多个，要以3~4天的间隔一个一个地增加，确认皮肤的反应。

呼吸室外空气可以锻炼宝宝的皮肤和呼吸系统，天气好时带宝宝外出散步或让宝宝在外面玩，运动量增加，食欲也增加，多和自然接触，找回免疫系统的平衡。

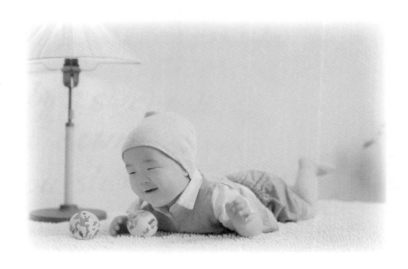